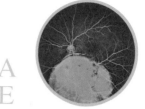

ERTONG YANDI SHAICHA
DIANXING BINGLI TUJIE

儿童眼底筛查
典型病例图解

李芸　　胡婕◎主编

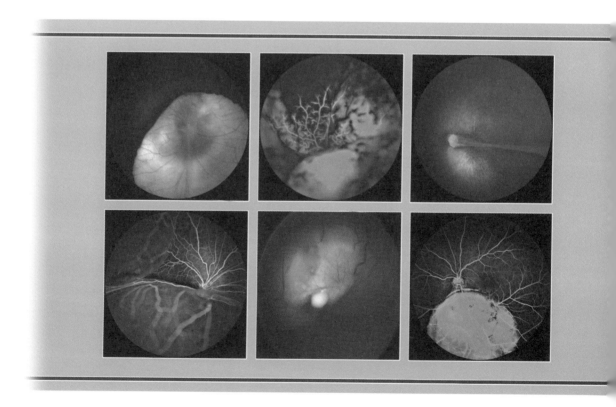

湖南科学技术出版社·长沙

编著者名单

主　编　李　芸　胡　婕

副主编　彭颖倩　周也荻

编　者（以姓氏笔画为序）

刘　佳（中南大学湘雅二医院）

刘　骁（中南大学湘雅二医院）

李　芸（中南大学湘雅二医院）

周也荻（中南大学湘雅二医院）

周海祥（中南大学湘雅二医院）

胡　也（小雅眼科门诊部）

胡　婕（湖南省妇幼保健院）

黄　倩（中南大学湘雅二医院）

彭颖倩（中南大学湘雅二医院）

蔡瑜婷（中南大学湘雅二医院）

前 言 •••

儿童眼健康是国家健康中国战略的重要组成部分。近年来，习近平总书记多次指出我国儿童青少年近视高发等眼健康问题是关系国家民族未来的大问题，国家卫生健康委员会也针对近视、早产儿视网膜病变等重点疾病与相关部委联动采取了一系列有力的综合防控措施。

儿童眼底病一直是儿童眼病防治中的薄弱点和难点，其困难在于以下两点。①检查困难：眼底病病灶深，要求的配合度高，需要专门的设备、特殊训练的检查人员及儿科与麻醉科等综合平台，而这些资源在我国均处于整体匮乏的状态；②发现较晚：患儿无法主动清晰地表达，检查困难，体征隐匿，儿童眼底病治疗的软件、硬件门槛较高，多因素综合作用导致很多儿童眼底病发现晚，治疗难，预后差。

虽然困难，但儿童眼底病往往导致双眼不可逆盲、甚至威胁生命（如视网膜母细胞瘤）的严重后果，因而也是眼科医师和科技人员着力攻关、进展频出的一个热点领域。多种儿童眼底影像设备的开发迭代，助力我国新生儿眼底筛查诊疗三级网络的构建，越来越多的儿科医师、儿童保健科医师和眼科医师认识到儿童眼底病工作的重大意义并投身于这一领域的工作中，使儿童眼底筛查及眼底病诊疗工作进入了快速发展的时代。

近年来，儿童眼底筛查的书籍和图谱已有珠玉在前，我们这本小书，又有什么特色呢？我们在编写中，力争做到以下两点。①对象明确：本书主要的目标读者是承担儿童眼底筛查工作的各级儿童保健科医师、新生儿科医师、基层五官科医师、眼科住院医师及低年资主治医师，希望能为他们提供儿童眼底病方面较为实用的临床知识；②重点突出：针对目标读者，我们选择了我国近期大样本临床研究中最为常见的儿童眼底病变进行阐述，以病例的形式呈现，内容以常见病变的典型表现为主，重点在于诊断和鉴别诊断，兼顾治疗及进展，舍弃大而全的百科全书式的体例，而对重点疾病进行多角度、有重点地阐释。

由于成书时间较短，编者水平有限，恳请各位同道、读者对本书内容提出批评与建议，让我们能够改进和提高。谢谢！

李芸 胡婕

2021 年 6 月

目 录 ●●●

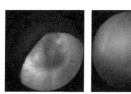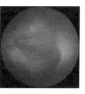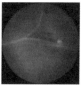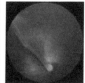

先天性
发育性异常

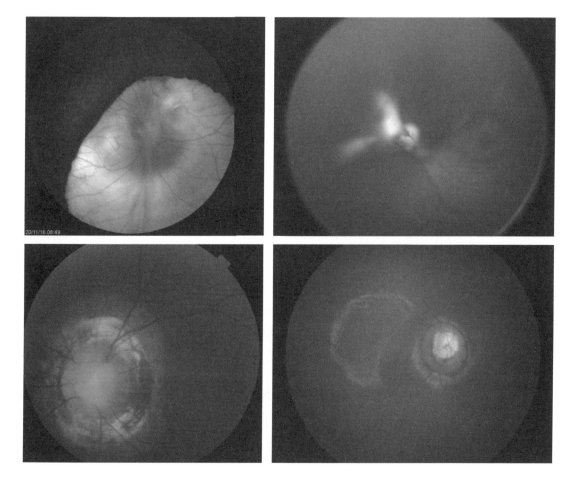

1 牵牛花综合征

morning glory syndrome, MGS

一、病例信息

病例 1 5 月龄女性患儿，因"发现右眼偏小 1 个月"就诊。

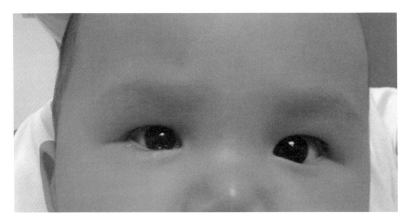

图 1-1　患儿眼部外观：双眼眼位基本正常，右眼角膜偏小，右眼窝内陷。

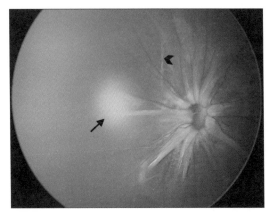

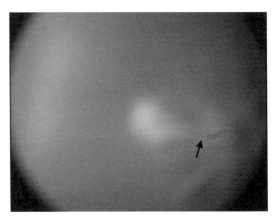

图 1-2　儿童广域数字眼底照相：右眼视盘扩大，呈口小底大的烧瓶状深凹陷，自凹陷边缘视网膜组织折叠，进出视盘边缘的血管分支增多，右眼视盘颞上方隐约可见一灰白色浑浊点状物遮挡（图中↗所指）。视盘旁网膜下可见条索状下膜增生（图中↗所指）。

图 1-3　儿童广域数字眼底照相：聚焦于晶体后平面拍摄时，玻璃体腔中央可见细长灰白色条索物（图中↗所指）向前延伸，点状附着于晶状体后（Mittendorf 点）。

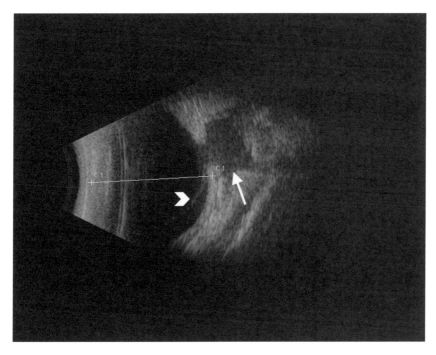

图 1-4 眼部 B 超：视神经处明显烧杯形凹陷形成（图中↗所指），视盘旁可见与视盘相连的中等回声膜性光带隆起（图中➤所指），有眼底融合征，提示本病例合并视盘旁视网膜浅脱离。

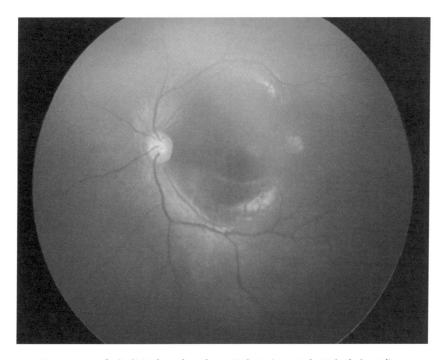

图 1-5 儿童广域数字眼底照相：该病例左眼眼底形态基本正常。

病例2 8月龄女性患儿，因"发现右眼斜视5个月"就诊。
否认家族史、外伤史。

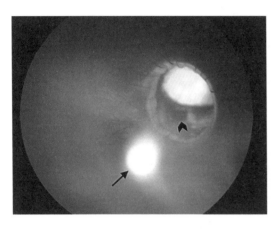

图1-6 儿童广域数字眼底照相：右眼视盘较正常扩大，周围呈漏斗样陷窝，底部有白色胶样组织填充，陷窝边缘不规则色素沉着（图中↱所指），血管分支增多、呈放射状，血管直而细，动静脉无法分辨。焦平面也可见白色圆形高亮反光点状物（图中↗所指）。

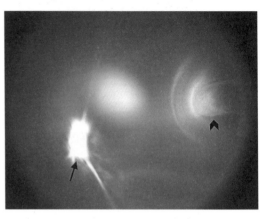

图1-7 儿童广域数字眼底照相（聚焦于晶体后平面）：图1-6中点状物为附着于晶状体后囊膜的白色星形纤维膜（图中↗所指），系未退化的永存胚胎血管；同时三点方向可见指状凸起附着于晶体后（图中↱所指），为拉长的睫状突。

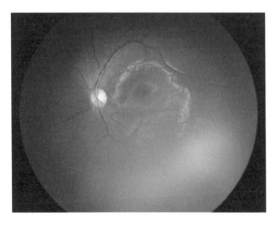

图1-8 儿童广域数字眼底照相：左眼眼底形态基本正常。

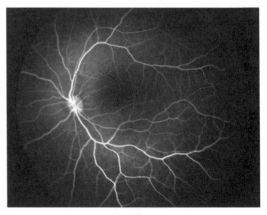

图1-9 全麻下荧光素眼底血管造影（fundus fluorescein angiography, FFA）：左眼图像未见明显异常。

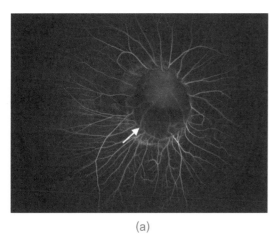
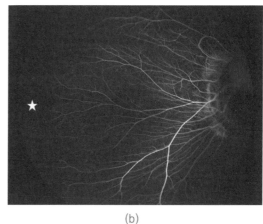

(a)   (b)

图 1-10　FFA：右眼视盘低荧光，视盘周围色素沉着处荧光遮蔽，血管沿凹陷的盘沿爬出（图中↗所指），血管分支明显增多、变直，动静脉无法分辨，视盘外侧环状脉络膜萎缩区呈强荧光环。周边视网膜可见无血管区域（图中★所指）。

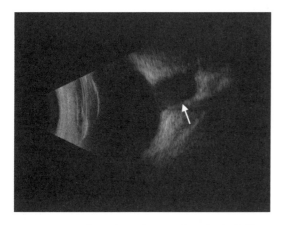
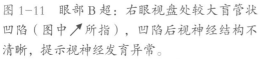
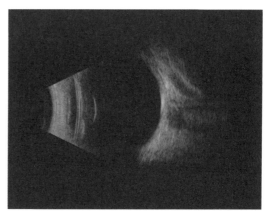

图 1-11　眼部 B 超：右眼视盘处较大盲管状凹陷（图中↗所指），凹陷后视神经结构不清晰，提示视神经发育异常。

图 1-12　眼部 B 超：左眼 B 超图未见明显异常。

病例3 6岁女性患儿，因"体检发现右眼视力下降2年余"就诊。

否认家族史、外伤史。

Vod 指数 /30cm，Vos 1.0，眼压：右眼 18mmHg，左眼 19mmHg。

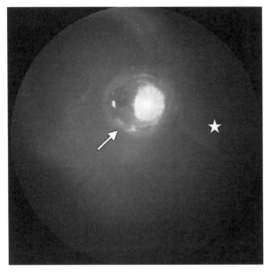 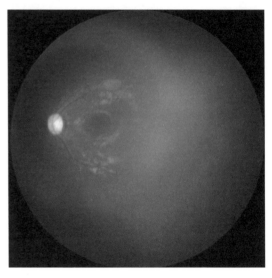

图 1-13 儿童广域数字眼底照相：右眼视盘增大，视盘周围浅碟状凹陷，视盘位于凹陷底部。视盘鼻侧可见局限性的灰白色浅视网膜脱离（图中★所指），周围视网膜下组织形成环形隆起的嵴（图中↗所指）。

图 1-14 儿童广域数字眼底照相：左眼眼底形态基本正常。

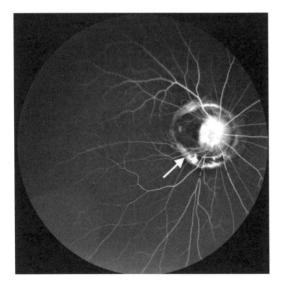 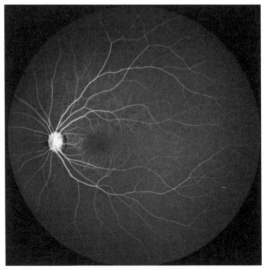

图 1-15 FFA：右眼视盘荧光渗漏，视盘周围不规则遮蔽低荧光，陷窝边缘处由于色素缺失导致荧光图上环状透见荧光（图中↗所指），动静脉难以分辨。

图 1-16 FFA：左眼图像未见明显异常。

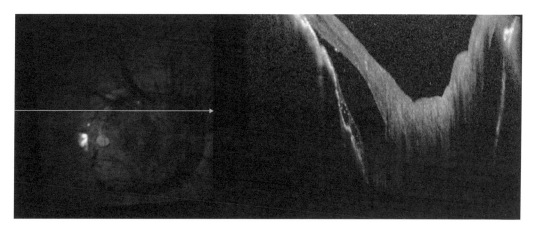

图 1-17 光学相干断层扫描（optical coherence tomography, OCT）：视盘所在区域为一巨大的凹陷，可见视盘周围网膜下液性暗区。

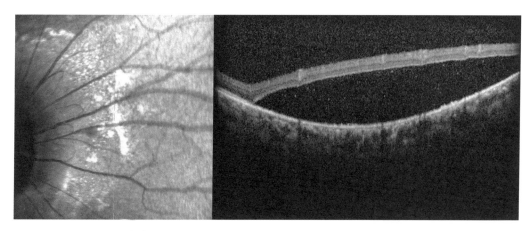

图 1-18 OCT：视盘鼻侧扫描，证实该区域视网膜神经上皮层浅脱离。

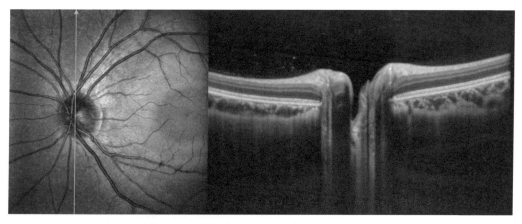

图 1-19 OCT：左眼视盘未见明显异常。

二、诊断

病例 1：①右眼牵牛花综合征；②右眼视网膜浅脱离；③右眼永存胚胎血管

病例 2：①右眼牵牛花综合征；②右眼永存胚胎血管

病例 3：①右眼牵牛花综合征；②右眼视网膜浅脱离

三、疾病简介

牵牛花综合征由 Kindler 首先提出并描述，是一种罕见的视盘发育异常，因眼底表现酷似一朵盛开的牵牛花而得名。流行病学调查显示，牵牛花综合征在儿童中发病率约为 2.6/100000，单眼发病为主，发病率无性别差异。

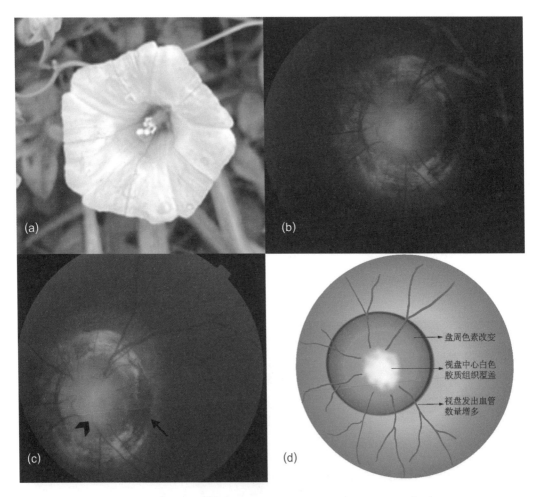

图 1-20　牵牛花综合征解剖特点：(a) 自然界中牵牛花的外观；(b) 典型牵牛花综合征的眼底彩照；(c) 牵牛花综合征的特征性临床特点：较对侧眼增大而凹陷的视盘，视盘中心白色胶质组织覆盖（图中➛所指），凹陷边缘周围的色素改变（图中➚所指），以及从视盘放射发出的、走行直而数量多的辐条状视网膜血管；(d) 牵牛花综合征典型体征模式图。

1. 病因

牵牛花综合征的发病机制目前尚未完全研究清楚，一般认为与胚胎发育异常有关，其中包括初级间质异常、胚裂上端闭合不全、中胚层缺陷、中胚层与外胚层相对生长的动态干扰等；有学者认为由于颅骨的骨化、软骨化异常以及后巩膜壁、筛板的关闭不全，可导致视网膜、视神经等组织继发性膨出形成漏斗形视盘；遗传因素和致畸物也可能是牵牛花综合征的成因之一。

牵牛花综合征的病因及临床表现与视盘缺损有一些相似之处，因此有时被误诊为视盘缺损。视盘缺损特征是在胚裂相对的下方位置有一个较大的碗状凹陷区域，下缘神经视网膜较薄，而上方神经视网膜缘未受损伤，神经组织受压。凹陷可能延伸到邻近的脉络膜和视网膜，经常伴发小角膜、虹膜缺损和小眼球。在视盘缺损中，也没有视盘中央的神经胶质簇，视盘周围色素扰动较少。视盘缺损常为家族性、双侧性，且无性别差异。视盘缺损可作为系统性疾病的一部分，包括 CHARGE 综合征（视盘缺损和颅神经异常、耳畸形和听力异常、心脏问题、后鼻孔闭锁、生长发育迟缓、生殖器和泌尿系统畸形等）、Walker-Warburg 综合征、Goltz 局灶性皮肤发育不良、Acardi 综合征、Goldenhar 序列和线性皮脂腺痣综合征。牵牛花样视盘异常与视盘缺损的区别在于后巩膜和筛板的异常形成。眼内容物通过缺损膨出，导致眼球后部圆锥形畸形，从而可能妨碍胎儿裂隙闭合；玻璃体血管系统的退行性变也受到干扰，从而持续存在于发育不良的视盘中央。因此，牵牛花样视盘异常可能代表了一系列的眼胚胎发育异常。牵牛花综合征常与永存胚胎血管的生成相关联，也支持了间充质异常分化的假设；组织学上，在毛细血管周围巩膜内发现脂肪组织和平滑肌。

2. 症状

本病在临床上常表现为视力低下，视力从手动到 0.02 不等，且加镜通常无助。单眼发病患者视力下降程度往往重于双眼发病患者，因而单眼发病患者有共同性斜视、弱视的可能。

3. 体征

眼底检查：

①视盘面积扩大，为正常者 3~5 倍，呈深陷的漏斗状（类似牵牛花内部形态），视盘底部可见白色胶样组织填充；

②围绕视盘的脉络膜视网膜色素上皮呈环形突出抬高，视盘周围有色素环及萎缩区；

③视网膜血管呈放射状出入，动静脉难以辨别，血管变直、有鞘膜包裹；

④约 30% 的患眼可发生非孔源性视网膜脱离，其视网膜下液来源不明，范围可局限

于后极部或扩展至周边部。也可能合并孔源性视网膜脱离，此时裂孔通常位于视盘凹陷或附近；

⑤可伴有其他眼部先天性异常，如视盘小凹、视神经缺损以及巨大视盘等。

眼部 B 超：视盘部位扩大、凹陷，边界清楚，呈深坑样改变。

OCT：可测算视盘直径，记录视网膜神经纤维层（retinal nerve fiber layer, RNFL）厚度改变，协助诊断较浅的视网膜脱离及小裂孔。

FFA：视盘漏斗状低荧光或白色遮蔽荧光，外周可有透见荧光，荧光渗漏少见。

4. 鉴别诊断

（1）视神经缺损/视盘缺损：视盘区域扩大，视盘部分或全部凹陷，表面有白色反光，视网膜血管自缺损边缘进出。可伴有鼻咽部、心血管、神经、皮肤、胃肠、骨骼肌肉系统及泌尿生殖系统等全身多系统异常，但不伴有牵牛花综合征的视盘前胶质组织、盘周血管增多等典型表现（图 1-21）。

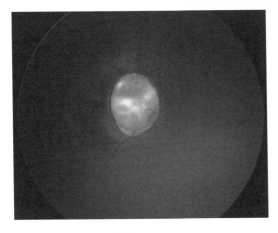 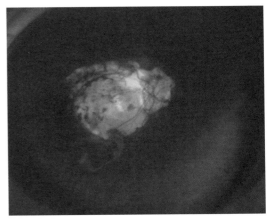

图 1-21 图 1-22

（2）变性性近视：后天获得性近视度数超过 600 度，眼轴大于 26mm，眼底出现各种退行性变性，视盘部分向后移位呈斜入状态，视盘颞侧甚至全视盘周围视网膜脉络膜萎缩，有时也可在视盘周围形成后巩膜葡萄肿，类似牵牛花综合征的盘周凹陷，但高度近视眼轴明显偏长，视网膜呈豹纹状，可联合视盘周围之外或后极部其他部位的脉络膜视网膜萎缩斑、漆裂纹、富克斯斑（Fuchs spot）及周边视网膜变性等其他高度近视表现（图 1-22）。

（3）视盘周围葡萄肿：相对正常的视盘周围环绕凹陷性缺损，凹陷深度可达8~20D，凹陷处可见脉络膜和/或视网膜色素上皮萎缩性改变；视力可为轻微下降到手动不等（图 1-23）。

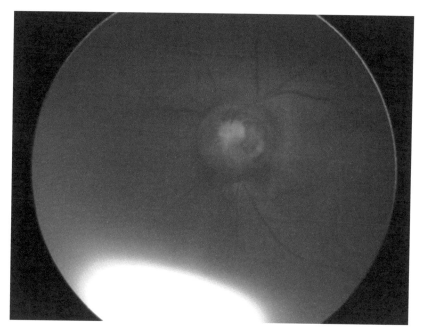

图 1-23

（4）大视盘：视盘水平径或垂直径≥2.1mm，视网膜血管分布、管径正常，常不伴或轻微视力下降，视野检查可发现生理性盲点扩大。可伴视盘缺损、视盘小凹、牵牛花综合征、高度近视、脑膨出、腭裂、下颌骨发育不全等异常。

（5）其他常见鉴别诊断：见表 1-1。

表 1-1 牵牛花综合征常见鉴别诊断

	视神经发育不全	上节段性视神经发育不全	视盘倾斜综合征	视盘小凹	视神经缺损	牵牛花综合征
好发性别	—	—	—	男＝女	男＝女	男＞女
好发眼别	双侧（75%）	单侧	双侧（80%）	单侧（85%）	双侧	单侧
凹陷	没有	没有	没有	凹陷位于视盘内	视盘位于凹陷内	视盘位于凹陷内
凹陷位置	—	—	—	颞侧	下方	中心
神经胶质簇	无	无	无	无	无	有
视盘周围色素	有	无	有	有	无	有
视网膜血管	正常	正常	血管反向（鼻侧化）	正常	正常	直且细
基底脑膨出	有	无	有	无	罕见	有
浆液性视网膜脱离	无	无	无	有（50%）	罕见	有（30%）

5. 诊断

牵牛花综合征可由有经验的检查者在间接检眼镜或前置镜眼底检查时依据典型的临床体征确诊。

眼底照相、B 超、OCT 等检查可发现其典型眼部特征，并协助判断视网膜脱离、永存胚胎血管、原发性青光眼、脉络膜缺损等眼部并发症。

头部 MRI 和内分泌检查可协助排查有无基底脑膨出、血管瘤、垂体发育不良等全身并发症。

6. 治疗

目前临床上对于牵牛花综合征尚无有效治疗方法，其主要处理原则为：早期确诊、定期随访、及时筛查并发症，进行低视力训练、验光配镜，必要时手术干预。目前部分学者主张盘周激光光凝以降低视网膜脱离概率，但这一主张尚缺乏足够的循证医学证据支持。

牵牛花综合征患者一生中有较大概率（33%~50%）合并视网膜脱离，且一旦发生，治疗非常棘手。有报道指出，对于发生了非孔源性视网膜脱离的病例，可尝试通过视盘周围激光光凝联合玻璃体切除、气 / 液交换术使视网膜复位。另外有学者提出，牵牛花综合征患者的视网膜下液是由于蛛网膜下腔内的脑脊液从发育不良的视盘组织过滤至视网膜下腔所致，因而进行视神经鞘减压术联合玻璃体视网膜手术能够治疗这些严重的非孔源性视网膜脱离病例。

7. 预后

本病视力预后通常较差，临床处理主要目的在于保留残存视力，预防视网膜脱离，提高患儿生活质量。

8. 本例的经验 / 教训 / 进展

目前临床上对于牵牛花综合征尚无可有效提高视力的治疗方式。及时发现、定期复诊、积极预防或干预并发症是维持患儿视力的重要原则。同时，对于确诊牵牛花综合征的患者，我们不仅要关注其眼部并发症，更应进一步完善头颅 MRI、内分泌等系统性检查排除全身并发症的存在。

参考文献

[1] Ceynowa DJ, Wickström R, Olsson M, et al. Morning glory disc anomaly in childhood — a population-based study[J]. Acta Ophthalmol, 2015,93(7):626−634.

[2] Golnik KC. Cavitary anomalies of the optic disc: neurologic significance[J]. Curr Neurol Neurosci Rep, 2008,8(5):409−413.

[3] Chang S, Gregory-Roberts E, Chen R. Retinal detachment associated with optic disc colobomas and morning glory syndrome[J]. Eye (Lond), 2012,26(4):494−500.

[4] Haik BG, Greenstein SH, Smith ME, et al. Retinal detachment in the morning glory anomaly[J]. Ophthalmology, 1984,91(12):1638−1647.

[5] Cennamo G, de Crecchio G, Iaccarino G, et al. Evaluation of morning glory syndrome with spectral optical coherence tomography and echography[J]. Ophthalmology, 2010,117(6):1269−1273.

[6] Kindler P. Morning glory syndrome: unusual congenital optic disk anomaly[J]. Am J Ophthalmol, 1970,69(3):376−384.

[7] Pollock S. The morning glory disc anomaly: contractile movement, classification, and embryogenesis[J]. Doc Ophthalmol, 1987,65(4):439−460.

2 视盘玻璃膜疣

optic disc drusen, ODD

一、病例信息

病例1 13岁男性患儿，因"双眼阵发性视物模糊1个月"就诊。

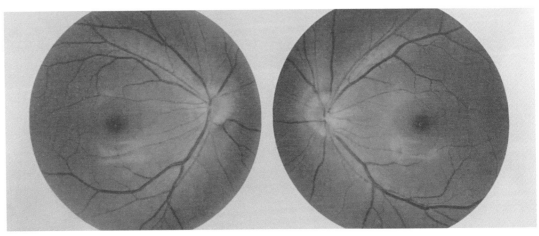

图 2-1 眼底彩照：双眼视盘呈饱满隆起状，稍充血，C/D 0.1，鼻侧及上下视盘边界模糊。

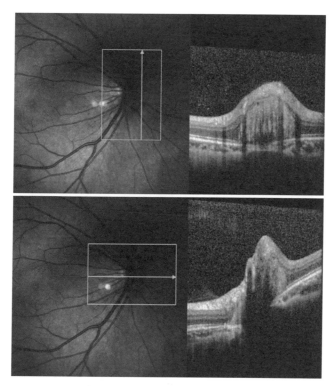

图 2-2　OCT：右眼视盘线扫，可见鼻侧视盘内中低反射团块状病灶占位。

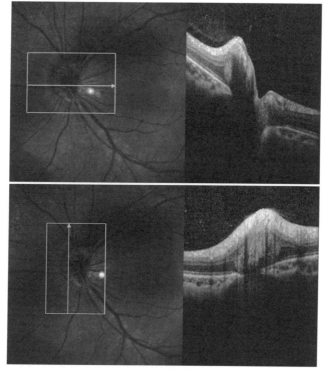

图 2-3　OCT：左眼视盘线扫，可见鼻侧视盘内中低反射团块状病灶占位。

病例 2 35 岁女性，因"左眼中心视野缺损并视物变形 2 天"就诊。

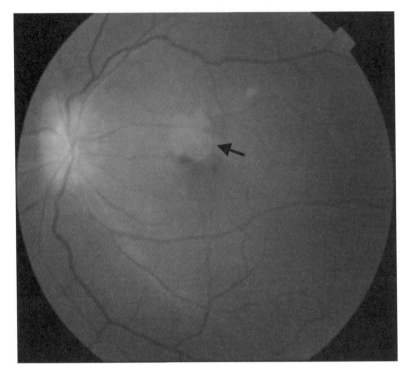

图 2-4 左眼眼底照相：左眼视盘饱满隆起，盘周视网膜稍水肿。视盘组织边缘稍呈分叶状。黄斑部中心凹上方可见视网膜下约 1PD 大小灰白色类圆形膜状物（图中↗所指），膜的下缘少量出血。

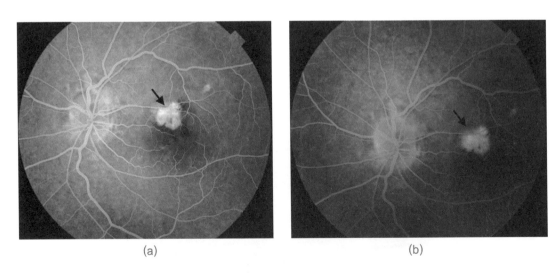

(a)   (b)

图 2-5 FFA：(a) 左眼黄斑上方与灰白色膜区域对应强荧光，晚期边缘少量渗漏，提示为脉络膜新生血管（choroidal neovascularization, CNV）；(b)CNV（图中↗所指）下缘及颞侧出血区域显示为遮蔽荧光，CNV 颞上区域可见一个小的窗样缺损区。

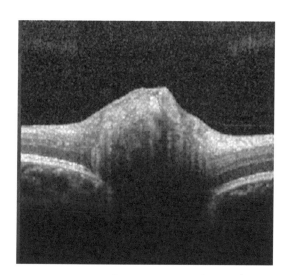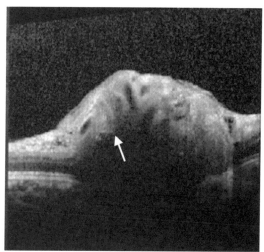

图 2-6 OCT：左眼视盘深部多个低反射光团（图中↗所指）

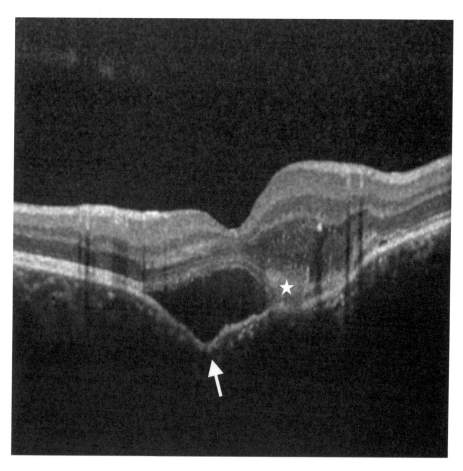

图 2-7 OCT：左眼黄斑区局灶性脉络膜凹陷（图中↗所指）及脉络膜新生血管（CNV）（图中★所指），视网膜层间可见硬性渗出及水肿。

二、诊断

病例 1: 双眼视盘玻璃膜疣

病例 2: 左眼视盘玻璃膜疣合并局灶性脉络膜凹陷

三、疾病简介

视盘玻璃膜疣 (optic disc drusen，ODD) 属于先天性视盘发育异常，约 2/3 为双眼发病，根据其位置可分为埋藏性视盘玻璃膜疣和可见性视盘玻璃膜疣，眼底检查常难以发现埋藏性视盘玻璃膜疣，且大部分患者不影响视力，因而容易被漏诊和误诊。

视盘玻璃膜疣由小的蛋白质物质组成，随着年龄的增长，这些物质可能钙化、变硬，有时可能刺激视盘血管出现痉挛、缺血症状。这些沉积物可能导致视盘的隆起（这种情况有时被称为假性盘水肿）。它们可能与视网膜色素变性、血管样条纹、Usher 综合征、Noonan 综合征和 Alagille 综合征有相关性。视盘玻璃膜疣也可能导致视野丧失，或在罕见的情况下，导致中心视力下降或前部缺血性视神经病变。

1. 病因

尚不明确。目前认为原发性视盘玻璃膜疣可能的发病机制包括神经胶质增生变性、视神经纤维轴浆钙化、血浆蛋白传输障碍、视神经局部营养失调、不规则显性遗传病（有家族史）、不完全型结节性硬化、Bruch 膜过度生长等。病理组织报告可见视盘玻璃膜疣的病灶早期由蛋白质类的小颗粒占据视神经组织，并随年龄增长出现神经轴突的细胞线粒体钙化，钙化微粒沉积在病灶表面，形成玻璃膜疣。

2. 症状

该病症状轻微，患者常无自觉症状而是在眼底检查时发现异常体征，有时可因血管反射性痉挛引起阵发性视力模糊。

疣体较大形成视神经压迫或并发出血者，可因进行性视力下降、向心性周边视野缩小、眼前黑影飘动或视物模糊而就诊。

3. 体征

眼底检查：视盘轻度隆起，边界欠清，隆起度一般在 0.5~1.0D，很少超过 4.0D。疣体浅表者在眼底检查和眼底照片上可见到位于视盘表面或埋在其下的圆形、白色 / 黄色折射体，视盘鼻侧缘是最常见的部位。常伴有血管的异常（迂曲、自发性静脉搏动、视睫分流血管）。双眼视神经不对称受累时，可有相对传入性瞳孔阻滞。血管通常爬行于疣体之上，视网膜动静脉管径、走行正常，很少出现循环障碍；疣体压迫、损伤周围毛细血管时，可见视盘或周围视网膜出血。

视野：可出现生理性盲点扩大、神经纤维束缺损，视野缺损情况长期维持不变或缓慢进展。

眼底自发荧光（autofluorescence, AF）：位置表浅的视盘玻璃膜疣在自发荧光上清晰显示视盘境界内团块状、分叶状病灶（见图 2-8）。

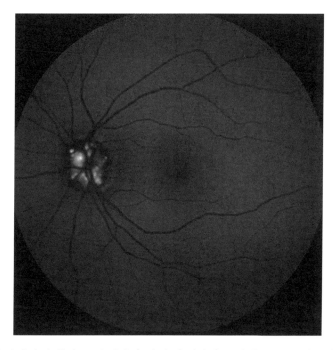

图 2-8　视盘玻璃膜疣自发荧光：位置浅表的玻璃膜疣表现为大小不一的团块状强自发荧光。

CT 扫描：对视盘玻璃膜疣的检测优于 MRI。在 CT 扫描中，钙化在眼球后部和视神经的交界处产生高 CT 值的信号。

FFA：疣体自发荧光，早期局部荧光增强或遮蔽，可能背景荧光消退后玻璃膜疣仍荧光素着染，其形态、大小无变化，无荧光素渗漏，无血管壁渗漏，可借此与视盘水肿及视神经炎鉴别。

眼部 B 超：视盘表面探及结节状强回声，周边呈暗区，特征性的声像特征为降低增益时该强回声光团仍存在。但有时可能缺乏这种典型的表现。

OCT：视盘表面明显隆起，下方可见团块状低、中反射信号。

视觉诱发电位（visual evoked potential，VEP）：可基本正常，其异常的严重程度与视野相关。

4. 鉴别诊断

(1) 结节性硬化：眼底可见多灶性视网膜及视盘结节，结节可呈半球形光滑隆起，或表面呈桑葚状，由带有光泽的蚕卵状小粒堆积而成。可伴颜面部皮脂腺瘤、癫痫或智力减退（详见"18 视网膜母细胞瘤"，图 18–14）。

(2) 视盘血管炎、视神经炎、视盘水肿或缺血性视神经病变：在真正的视盘水肿中，由于水肿位于视盘和毛细血管周围神经纤维层的水平，视网膜血管和视盘边缘均模糊。相比之下，在大多数视盘玻璃膜疣造成的假性视盘水肿外观的病例中，表浅的视盘玻璃膜疣可见视盘下分叶状拥挤的占位病变；位于视盘深处的视盘玻璃膜疣视盘表面外观基本正常而边缘模糊，但血管穿过视盘边缘处清晰可见。当无引起视盘水肿相关因素时，应考虑埋藏性视盘玻璃膜疣存在的可能性，排除本病以免误用激素。

(3) 脉络膜骨瘤：青年女性多见，多单眼发病；视盘附近圆形或椭圆形黄白色肿块，表面凹凸不平，基底部大小不一；FFA 示瘤体早期颗粒状、斑块状高荧光，之后荧光逐渐增强而形态不变，可伴荧光渗漏；CT 扫描可见视盘周围与眶骨密度一致的瘤体。

5. 诊断

对于年纪较小且无明显诱因出现视盘隆起的患者，应怀疑并排除本病。通过仔细的眼底检查，结合 B 超、OCT、自发荧光等典型影像特征表现可基本临床确诊。

6. 治疗

本病症状轻微，处理多以观察为主。重要的是正确诊断，避免不必要的检查和药物的使用。引起网膜前或玻璃体腔大量出血时可考虑玻璃体手术去除积血。

7. 预后

本病预后通常良好，但少数病例合并非动脉炎性前部缺血性视神经病变（Non-arteritic Anterior Ischemic Optic Neuropathy，NAION）、视网膜中央动脉阻塞（Central Retinal Artery Occlusion，CRAO）、视盘周围新生血管膜等并发症时，可导致显著的视力下降。

8. 本例的经验 / 教训 / 进展

当出现不明原因的视盘隆起时，应将埋藏性视盘玻璃膜疣列入可能的鉴别诊断列表，完善相应检查排除这一诊断，以免误诊、误治。

参考文献

[1] Yan Y, Liao YJ. Updates on ophthalmic imaging features of optic disc drusen, papilledema, and optic disc edema[J]. Curr Opin Neurol, 2021,34 (1) :108−115.

[2] Chang MY, Pineles SL. Optic disk drusen in children[J]. Surv Ophthalmol,2016,61(6):745−758.

[3] Hamann S, Malmqvist L, Costello F. Optic disc drusen: understanding an old problem from a new perspective[J]. Acta Ophthalmol, 2018,96(7):673−684.

[4] Allegrini D, Pagano L, Ferrara M, et al. Optic disc drusen: a systematic review : Up-to-date and future perspective[J]. Int Ophthalmol, 2020,40(8):2119−2127.

[5] Rotruck J. A Review of Optic Disc Drusen in Children[J]. Int Ophthalmol Clin, 2018,58 (4) : 67−82.

[6] Gise R, Gaier ED, Heidary G. Diagnosis and Imaging of Optic Nerve Head Drusen[J]. Semin Ophthalmol, 2019,34 (4) :256−263.

[7] Costello F, Malmqvist L, Hamann S. The Role of Optical Coherence Tomography in Differentiating Optic Disc Drusen from Optic Disc Edema[J]. Asia Pac J Ophthalmol (Phila), 2018,7 (4) :271−279.

[8] Palmer E, Gale J, Crowston JG, et al. Optic Nerve Head Drusen: An Update[J]. Neuroophthalmology, 2018,42(6):367−384. Published 2018 Apr 25.

3 眼组织缺损

coloboma, C

一、病例信息

病例1 8月龄女性患儿，因"发现右眼较对侧眼偏小8个月"就诊。

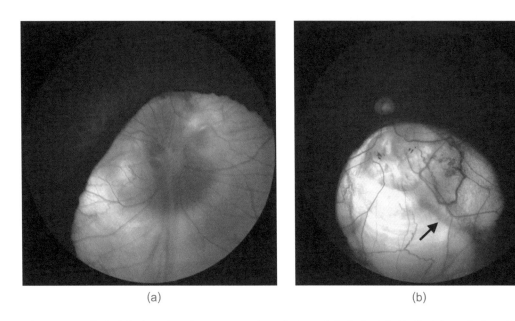

(a)　　　　　　　　　　　(b)

图 3-1　儿童广域数字眼底照相：双眼下方眼底均可见黄白色巨大椭圆形病灶区域，区域内视网膜色素上皮、脉络膜全层穿凿样缺损，双眼缺损区边界清晰，边缘被色素带围绕，菲薄的视网膜上可见血管走行，散在色素沉着，部分区域可透见其下粗大的脉络膜血管［图 3-1(b) 中↗所指］。右眼累及视神经，血管穿出处结构不清［图 3-1(a)］。

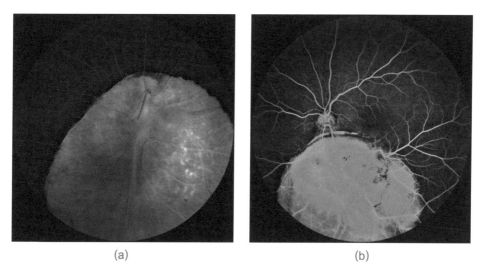

(a)　　　　　　　　　　(b)

图 3-2　FFA：双眼均有大片椭圆形亮白色区域，对应脉络膜缺损区域暴露的巩膜。

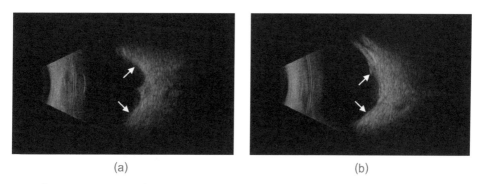

(a)　　　　　　　　　　(b)

图 3-3　眼部 B 超：双眼后极部球壁向后凹陷、缺失，边缘锐利，呈穿凿样改变（图中两个 ↗ 之间所指区域）。

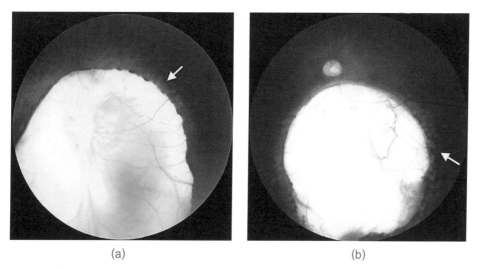

(a)　　　　　　　　　　(b)

图 3-4　患儿在全麻下行双眼激光光凝术，术毕行儿童广域数字眼底照相：双眼缺损区外周可见 2~3 层较密激光斑（图中 ↗ 所指），围绕病灶一周。(a)、(b) 图提高亮度、对比度、使激光斑更可见。

病例 2　女性新生儿，出生胎龄 41 周，出生体重 3150g，顺产，家族无眼病遗传史，生后
　　　　行常规眼底检查发现右眼眼底病变就诊。

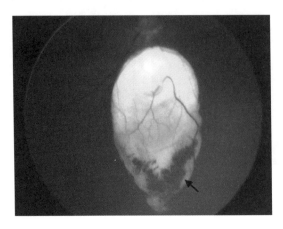

图 3-5　儿童广域数字眼底照相：右眼视盘下方可见一处竖椭圆形缺损区，透见其下白色巩膜
及粗大脉络膜血管，缺损区下方有 V 形色素紊乱（图中 ↗ 所指）。

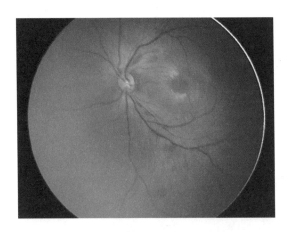

图 3-6　儿童广域数字眼底照相：左眼后极部可见散在按视网膜神经纤维走向排列的浅层视网
膜出血灶。

病例 3　男性新生儿，出生胎龄 40^{+1} 周，出生体重 2900g，剖宫产，家族无眼病遗传史。因"出生后发现右眼较对侧偏小"就诊。

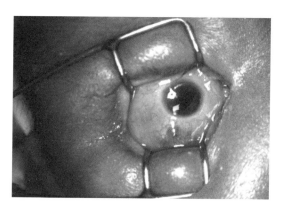

图 3-7　眼前节照相：右眼小眼球，角膜直径 7～8mm，眼前节结构混乱，屈光间质混浊，眼底窥不见。

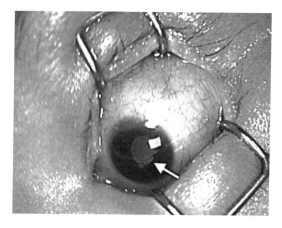

图 3-8　眼前节照相：左眼下方虹膜缺损，累及 4～8 点位（图中↗所指）。

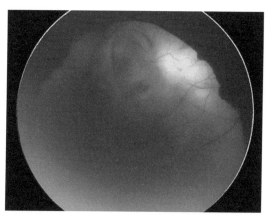

图 3-9　儿童广域数字眼底照相：左眼底见大片脉络膜缺损灶，累及视神经、黄斑区域。

病例 4　男性新生儿，出生胎龄 37^{+5} 周，出生体重 3750g，剖宫产，家族无眼病遗传史。出生常规眼病筛查发现左眼红光反射（＋），形状不规则，建议进一步完善眼底检查。

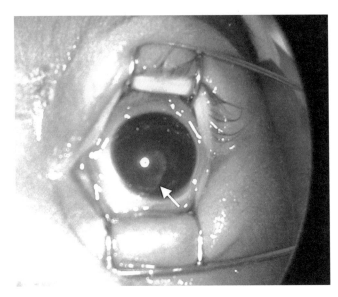

图 3-10　眼前节照相：左眼下方虹膜缺损（图中 ↗ 所指），瞳孔呈倒水滴形。

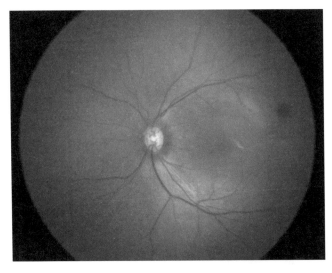

图 3-11　儿童广域数字眼底照相：左眼眼底形态基本正常。

病例 5 女性新生儿，出生胎龄 39^{+2} 周，出生体重 3100g，剖宫产，家族无眼病遗传史。出生常规眼病筛查发现双眼红光反射异常，建议进一步完善眼底检查。

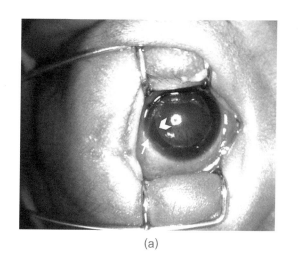
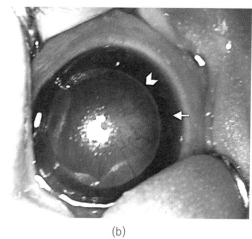

(a)　　　　　　　　　　　　(b)

图 3-12　眼前节照相：双眼虹膜 360° 虹膜缺损，晶体赤道部及部分悬韧带清晰可见（图中↗所指），部分钟点可见色素上皮外翻覆盖虹膜残根边缘处（图中↗所指）。

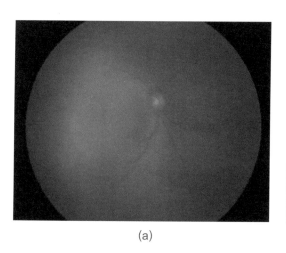
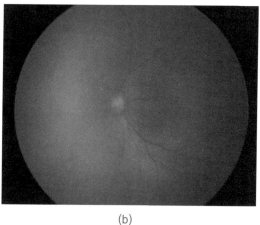

(a)　　　　　　　　　　　　(b)

图 3-13　儿童广域数字眼底照相：因角膜上皮轻度雾状水肿故稍模糊，眼底正常。
此类双眼无虹膜患儿需进一步全身检查，完善肾脏输尿管彩超、基因检测，以排除 WAGR 综合征，其主要表现为肾母细胞瘤（wilms tumor）、无虹膜、泌尿生殖系统异常及智力发育迟缓。

病例 6　女性新生儿，出生胎龄 37 周，出生体重 3300g，剖宫产，家族无眼病遗传史，行常规眼底检查。

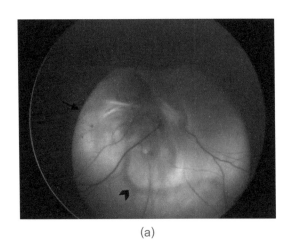

(a)

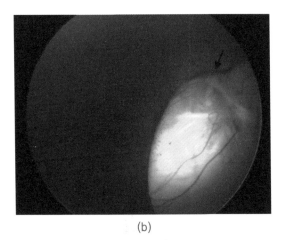

(b)

图 3-14　儿童广域数字眼底照相：右眼后极部可见一个象限大小椭圆形缺损区，边界清晰，边缘可见色素带围绕（图中↗所指），视网膜血管分布，下方透见白色巩膜及粗大脉络膜血管（图中➔所指），伴视神经及黄斑缺损。

病例 7　男性新生儿，出生胎龄 36^{+1} 周，出生体重 2750g，顺产，家族无眼病遗传史，行常规眼底检查发现右眼眼底异常。

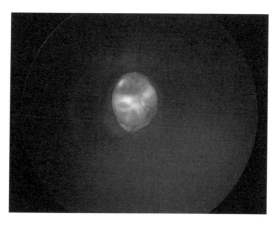

图 3-15　儿童广域数字眼底照相：右眼视神经处可见一个 2×4PD 大小黄白色缺损区，未累及黄斑区，边界清晰，边缘可见色素带围绕，略凹陷，血管经过该处时稍弯曲。

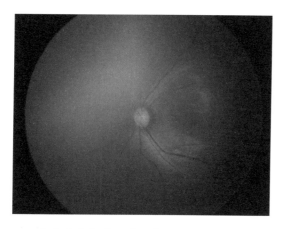

图 3-16　儿童广域数字眼底照相：左眼眼底形态基本正常。

病例8　1岁女性患儿，出生胎龄40周，出生体重3700g，顺产，家族无眼病遗传史。

　　　　1岁常规屈光筛查示：

　　　　OD　−3.00/−1.75×140°

　　　　OS　+0.50/−0.75×143°

　　　　因右眼近视、双眼屈光参差，建议进一步完善眼底检查。

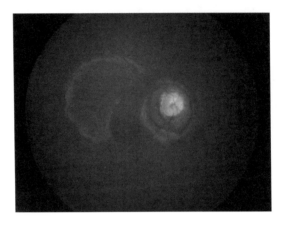

图3-17　儿童广域数字眼底照相：右眼视盘大小及结构基本正常，但视盘周围环形凹陷，凹陷壁上脉络膜与视网膜色素上皮环形萎缩，伴部分区域色素增殖。视网膜血管管径、分支数及走行基本正常。

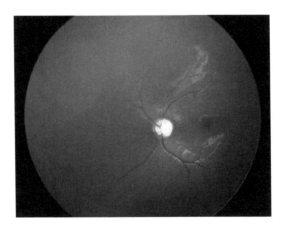

图3-18　儿童广域数字眼底照相：左眼拍摄时过曝，但所见区域为正常眼底。

病例9 5岁男性患儿，因"发现视物不良1年余"就诊。

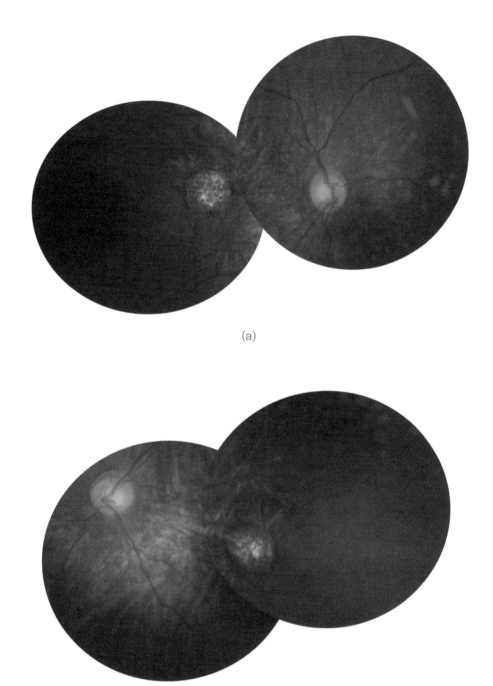

(a)

(b)

图 3-19 眼底照相：右眼 (a) 及左眼 (b) 黄斑区 1 PD 大小圆形缺损区，边界清晰，边缘有不规则色素环环绕，缺损区色素斑驳分布不均，部分透见白色巩膜。

二、诊断

病例 1：双眼脉络膜缺损

病例 2：右眼脉络膜缺损

病例 3：①左眼虹膜缺损；②左眼脉络膜缺损；③右眼缺损性小眼球

病例 4：左眼单纯虹膜缺损

病例 5：双眼虹膜缺损

病例 6：右眼脉络膜缺损伴视神经缺损、黄斑缺损

病例 7：右眼脉络膜缺损伴视神经缺损

病例 8：右眼盘周葡萄肿

病例 9：双眼黄斑缺损

三、疾病简介

典型眼组织缺损是由于胚胎发育异常所引起的眼部任一结构出现类似缺损、裂隙的先天性形态异常的疾病，新生儿中发病率约为 7/100000，常为双眼发病、并伴发小眼畸形。

1. 病因

本病大多为原发、散发，目前常染色体显性遗传、常染色体隐性遗传、X 连锁遗传的所有遗传方式均有报道。其主要原因为在胚胎发育第 5~7 周时，眼胚裂闭合不良所致，由于胚裂闭合的区域位于眼部的鼻下象限，因而虹膜缺损、脉络膜缺损等多见于下方（见图 3-20）。眼组织缺损可伴发多种全身疾病，需注意全身系统体查和相关疾病的排查。

2. 症状

眼组织缺损可发生在眼部任何结构。眼前段缺损者，多由患儿家属或新生儿医师直接发现；眼后段缺损者多因不追物、对外界反应较差、白瞳症等就诊。另有因其他全身系统疾病就医，发现眼部异常者。

3. 体征

眼部外观因组织缺损的范围和严重程度而异。眼前段者可见虹膜缺损、虹膜异色、晶状体缺损以及形态异常、悬韧带缺损等。眼后段者可见边界清晰的视盘缺损、脉络膜视网膜缺损、透见巩膜、色素包裹等，有时可形成局限性葡萄肿，可合并其他多种发育不良性疾病。

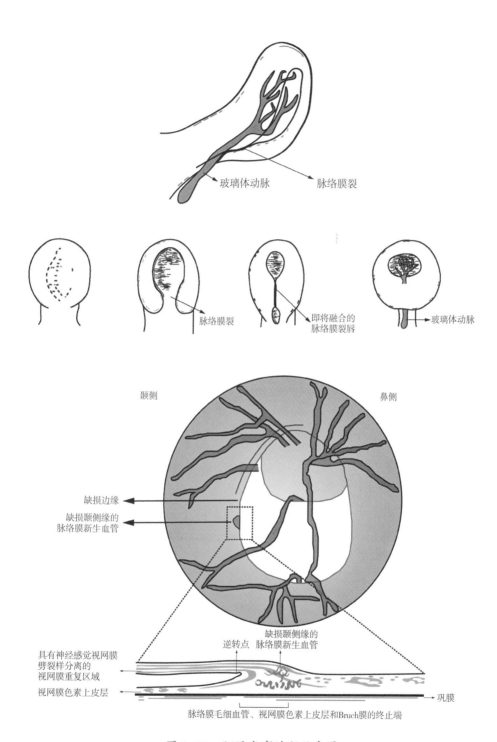

图 3-20　胚眼发育过程示意图

改绘自 Grewal DS, Du TV,Vajzovic L, et al. Association of Pediatric Choroidal Neovascular Membranes at the Temporal Edge of Optic Nerve and Retinochoroidal Coloboma［J］. Am J Ophthalmol, 2017,Feb;174:104-112.

4. 鉴别诊断

（1）牵牛花综合征：一种特殊类型的视神经缺损，合并血管发育异常、视盘底部白色胶样组织增生及视盘周围有色素环及萎缩区。多单眼发病，视盘扩大，呈漏斗状深凹陷，边缘有 20～30 支血管呈放射状分布，动静脉难以分辨，视盘中央有白色胶质覆盖（见图 3-21）。

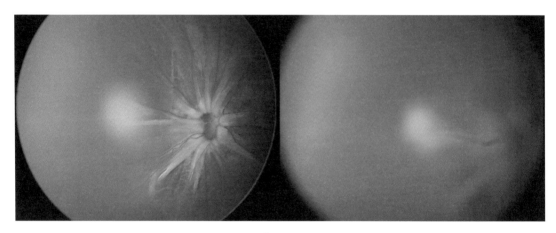

图 3-21

（2）视神经发育不良：先天性疾病，可单眼或双眼发病。视盘偏小，仅为正常大小的 1/3~1/2，颜色可表现为正常淡红色或表现为苍白。视盘周围有双环征。视网管血管走行及直径正常，中央凹大多正常，极少反光欠清（见图 3-22）。

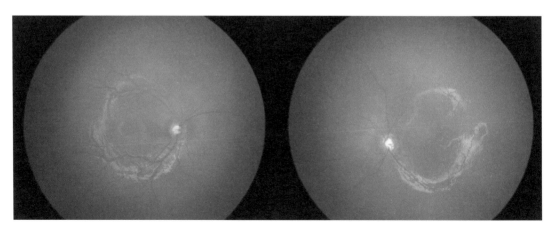

图 3-22

（3）眼弓形体病：由刚地弓形虫感染所致的人畜共患病，眼部典型表现为局灶性、坏死性视网膜、脉络膜病变。黄斑区圆形或椭圆形萎缩瘢痕，边界有色素沉着，后期有新生血管增生。

（4）视盘小凹：实质是视盘的部分性缺损，通常是在视盘的颞侧或颞下方，表现为盘沿圆形、椭圆形或多角形小凹陷，可伴颞侧浅视网膜脱离和黄斑病变。与其他几种先天性视盘异常的鉴别见表1-1。

（5）先天性倾斜视盘

（6）CHARGE综合征：见表3-1。

表3-1　CHARGE综合征的临床表现

CHARGE综合征	
C——coloboma	眼组织缺损
H——heart defects	心脏缺损
A——coanal atresia	后鼻孔闭锁
R——retarded growth,mental retardation	生长与发育迟缓
G——genitourinary anamolies(hypoplasia)	泌尿生殖系统发育不全
E——ear abnormalites	耳畸形

5. 诊断

通过仔细的眼部检查一般可发现典型的先天性形态异常，进而确诊。

6. 治疗

规范弱视训练，尽可能刺激潜在视力发育；及时处理眼部并发症如白内障、视网膜裂孔、视网膜脱离等；积极排查全身其他各系统的相关潜在疾病。

7. 预后

本病的预后取决于视神经、黄斑的受累程度，视力可由接近正常至失明不等。

8. 本例的经验／教训／进展

先天性胚裂闭锁不全可导致多种眼组织的单纯或复合缺损。临床上如发现存在虹膜缺损时，应尽早完善眼底检查，排查是否合并脉络膜缺损，必要时选择激光光凝封闭脉络膜缺损边缘，预防视网膜脱离等并发症。

本病可以伴发多种综合征例如：CHARGE综合征、Meckel-Gruber综合征、Lenz小眼畸形综合征以及 Aicardi 综合征、Patau 综合征、Edwards 综合征等，需积极联合相关科室进行相应处理，以最大程度改善患者预后。

参考文献

[1] Yoon KH, Fox SC, Dicipulo R, et al. Ocular coloboma: Genetic variants reveal a dynamic model of eye development[J]. Am J Med Genet C Semin Med Genet,2020,184(3):590−610.

[2] Pagon RA. Ocular coloboma[J]. Surv Ophthalmol, 1981,25(4):223−236.

[3] Uhumwangho OM, Jalali S. Chorioretinal coloboma in a paediatric population[J]. Eye (Lond), 2014,28(6):728−733.

[4] Aronowitz PB, Judge JK. Coloboma of the Optic Disc and Retina[J]. J Gen Intern Med, 2017,32(10):1160.

[5] Skriapa Manta A, Olsson M, Ek U, et al. Optic Disc Coloboma in children −prevalence, clinical characteristics and associated morbidity[J]. Acta Ophthalmol,2019,97(5):478−485.

[6] Vegunta S, Patel BC. Optic Nerve Coloboma[M]. In: StatPearls. Treasure Island (FL): StatPearls Publishing, 2021.

[7] Jeng-Miller KW, Cestari DM, Gaier ED. Congenital anomalies of the optic disc: insights from optical coherence tomography imaging[J]. Curr Opin Ophthalmol,2017,28(6):579−586.

4 有髓神经纤维

myelinated nerve fibers, MNF

一、病例信息

病例　1岁男性患儿，出生胎龄 39^{+2} 周，出生体重 3050g，剖宫产，家族无眼病遗传史。

1岁常规屈光筛查示：

OD　$+1.25/-0.25 \times 42°$

OS　$-1.75/-1.00 \times 66°$

因双眼屈光参差建议进一步完善眼底检查发现眼底病灶。

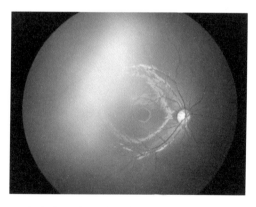

图 4-1　儿童广域数字眼底照相：右眼眼底形态基本正常。

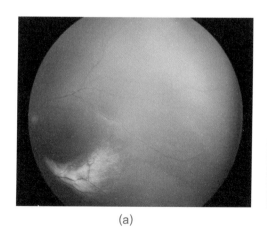

(a)

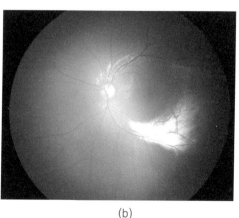

(b)

图 4-2　儿童广域数字眼底照相：左眼视神经颞下方可见一处羽毛状白色斑块，纤维排列整齐，呈弓形沿下方视盘黄斑束神经分布，浓密处遮盖少许视网膜血管。

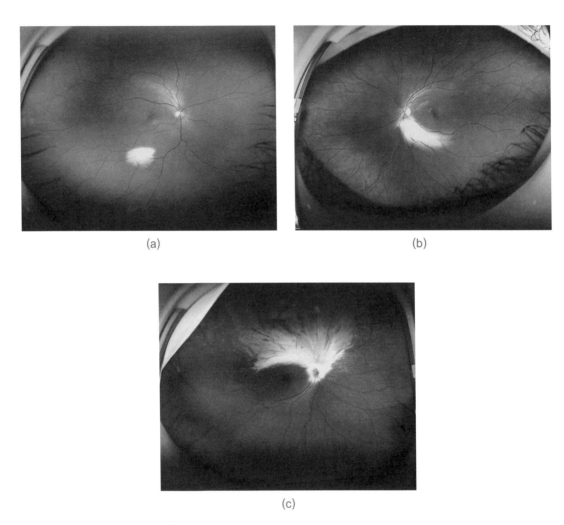

(a)

(b)

(c)

图 4-3 超广角激光扫描眼底照相：有髓神经纤维的位置和形态变化多端，多数位于视盘周围的后极部 [图 4-3(b)、图 4-3(c)]，也可以呈孤立的片状病灶位于中周部 [图 4-3(a)]；可以小而淡，也可能呈现大片致密雪白色泽的病灶遮盖正常眼底色泽，而形成白瞳症。

二、诊断

左眼有髓神经纤维

三、疾病简介

正常情况下，视神经在外膝状体至巩膜筛板段是有髓鞘包绕的，而球内的视网膜神经纤维则没有髓鞘。发育异常时，髓鞘越过筛板，在筛板前的视网膜神经纤维分布，形成白色混浊的斑块外观，即为有髓神经纤维。眼底表现为界限清晰的灰白色斑块样外观，位于视网膜的前表面，有绒毛样的边界。大多数有髓神经纤维患者无症状，少部分患者会伴随相关眼部异常，如轴性近视、弱视和斜视等。有髓神经纤维患病率为 0.3%~0.6%，80% 为单眼发病，男性的发病率是女性的 2 倍。有髓神经纤维家族性病例罕见，但目前已见零星报道，可表现为眼部单纯发病，也可与全身综合征合并发生。有髓神经纤维通常在出生时出现，大多数为静止的病变，但也有少数为获得性病变或进行性发展，也有学者报道有髓神经纤维会在手术或视神经损伤后消失。

1. 病因

视神经的髓鞘纤维通常在胚胎 7 个月时开始，由中枢向周围神经方向生长。出生 3 个月后到达并终止于筛板的后端。若发育异常，导致髓鞘持续性生长并越过筛板水平，达到视网膜甚至更周边的眼底，则形成了有髓神经纤维。少数情况下，有髓神经纤维可压迫视网膜血管，引发眼底出血及渗出。

2. 症状

常无明显临床症状，仅在眼底检查或伴发其他疾病时被发现。大面积病变累及黄斑者，可伴发高度近视、弱视甚至斜视等。

3. 体征

典型眼底表现为视盘周围不透明的白色混浊，从视盘向外扩展，沿神经纤维走向分布（见图 4-4），呈羽毛状。有髓神经纤维大小形态、厚薄各异，形成线状、团块状、地图状白斑。部分病例还可见远离视盘形成的眼底孤立有髓神经纤维斑。

有不少有髓神经纤维并发眼部异常的报道，如突出的 Schwalbe 线、多瞳、圆锥角膜、先天性白内障、近视、屈光参差性弱视、视野缺损、视神经发育不全和发育不良、视盘玻璃膜疣、葡萄膜疣、有髓神经纤维层区域的视网膜裂孔、玻璃体黄斑牵引综合征、视网膜前膜、葡萄膜炎、视网膜脱离、黄斑增厚、视网膜毛细血管扩张、新生血管及复发性玻璃体出血等。

与有髓神经纤维相关的全身综合征包括 Turner 综合征、癫痫、21- 三体综合征和颅缝早闭等。

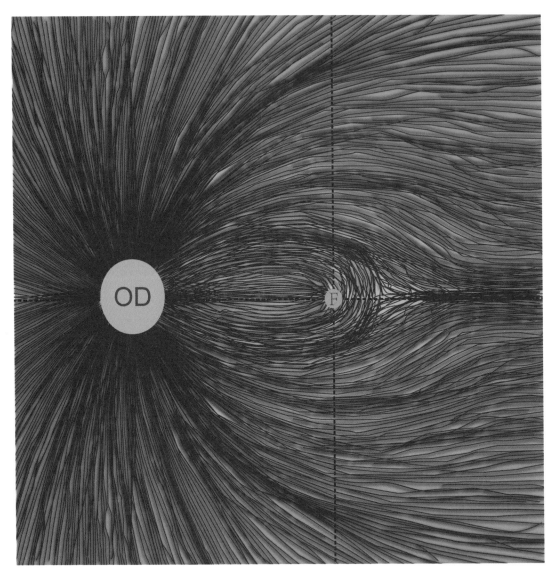

图 4-4　眼底神经纤维走行方向［即有髓神经纤维（myelinated nerve fibers，MNF）分布］

OD—视盘；F—中央凹

4. 鉴别诊断

（1）视盘旁棉绒斑：眼底可见灰白色软性渗出灶，面积较大、边界不清，并伴有其他炎性或血管障碍性改变（见图 4-5）。

（2）发生在视盘旁的脉络膜视网膜炎（如 Jensen 病）：常为视盘旁灰白色、点片状、局限性渗出病灶，分布不均匀，边界不清，可伴视网膜出血、玻璃体混浊；FFA 上显示早期低荧光，晚期荧光渗漏等玻璃体、视网膜脉络膜的炎性体征。

（3）视网膜母细胞瘤：早期的孤立性视网膜母细胞瘤通常为类圆顶状隆起病灶，且随访时可有明显增大，呈内生或外生性生长模式。

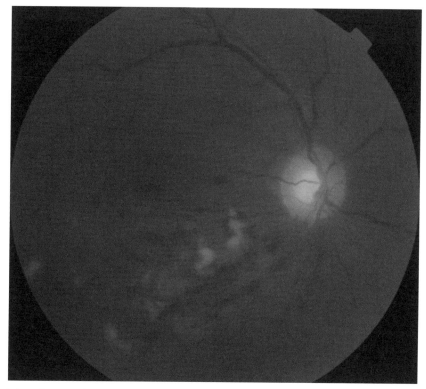

图 4-5　眼底照相：右眼颞下支静脉引流区域视网膜浅层出血灶，沿神经纤维走向分布，并可见多处灰白色软性渗出，边界欠清。

（4）视网膜分支动脉阻塞：急性期可表现为动脉供应区域的灰白色病灶，但伴有明显的视网膜水肿，且随时间推移病灶明显变化。

5. 诊断

有髓神经纤维可经有经验的检查者用间接检眼镜检查后确诊。

6. 治疗

若病变局限于视盘周围或视网膜周边，一般不影响视力，无须治疗。累及黄斑者可考虑进行弱视训练。

7. 预后

本病一般预后良好，其弱视训练效果与病变范围、累及黄斑程度相关。

8. 本例的经验 / 教训 / 进展

本病一般对视力无影响，如累及视神经可导致生理盲点扩大，极少累及黄斑区，如累及则对视力影响较大。本病可伴有高度近视（约 50%），临床上遇到单眼不明原因近视应完善眼底检查排除本病。

参考文献

[1] Rao R, Turkoglu EB, Say Eat, et al. Clinical Features, Imaging, and Natural History of Myelinated Retinal Nerve Fiber Layer[J]. Retina, 2019,39(6):1125−1132.

[2] Ramkumar HL, Verma R, Ferreyra HA, et al. Myelinated Retinal Nerve Fiber Layer (RNFL): A Comprehensive Review[J]. Int Ophthalmol Clin, 2018,58 (4) :147−156.

[3] Bhattacharya S, Goel S, Saurabh K, et al. Multicolor Imaging of Myelinated Nerve Fibers Contiguous to the Optic Disc[J]. J Neuroophthalmol, 2020,40 (1) :104−105.

[4] Ganne P. Unilateral Myelination of Retinal Nerve Fiber Layer[J]. JAMA Ophthalmol, 2020,138(9):e195677.

[5] Alenezi SH, Al-Shabeeb R, AlBalawi HB, et al. Bilateral myelinated nerve fiber layers, high hyperopia, and amblyopia[J]. Saudi J Ophthalmol, 2021,34 (3) :209−211.

[6] Shelton JB, Digre KB, Gilman J, et al. Characteristics of myelinated retinal nerve fiber layer in ophthalmic imaging: findings on autofluorescence, fluorescein angiographic, infrared, optical coherence tomographic, and red−free images[J]. JAMA Ophthalmol, 2013,131 (1) :107−109.

[7] Kee C, Hwang JM. Visual prognosis of amblyopia associated with myelinated retinal nerve fibers[J]. Am J Ophthalmol, 2005,139 (2) :259−265.

5 永存胚胎血管

persistent fetal vasculature, PFV

一、病例信息

病例1 6岁女性患儿，因"体检发现右眼视力下降1个多月"就诊，Vod 0.02，Vos 1.2，眼压：右眼 23mmHg，左眼 20mmHg。

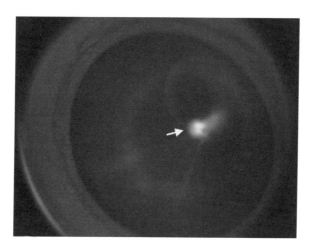

图 5-1 眼前节照相：右眼玻璃体腔白色条索状物附着于晶状体（图中↗所指）。

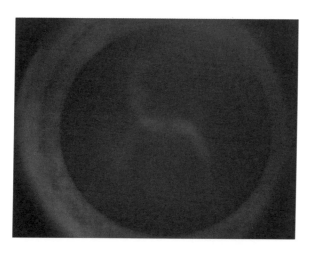

图 5-2 眼前节照相：左眼前节正常。

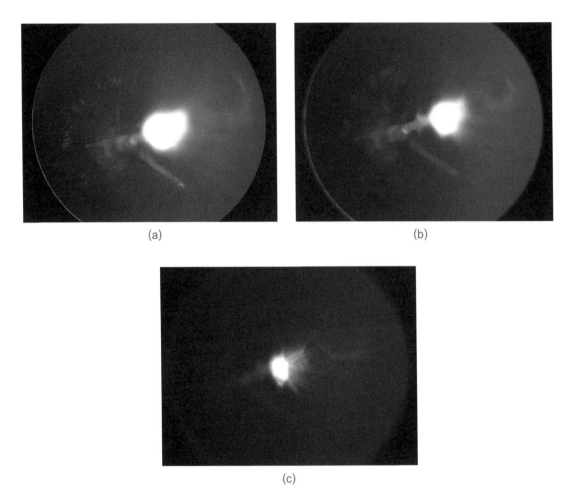

图 5-3　儿童广域数字眼底照相：右眼玻璃体腔内白色致密纤维条索，由视盘向前延伸至晶状体，分别聚焦于网膜上、条索中段、晶状体后囊膜。

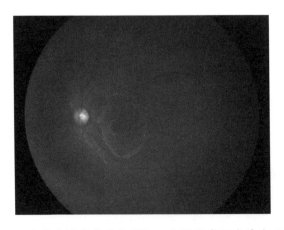

图 5-4　儿童广域数字眼底照相：左眼眼底形态基本正常。

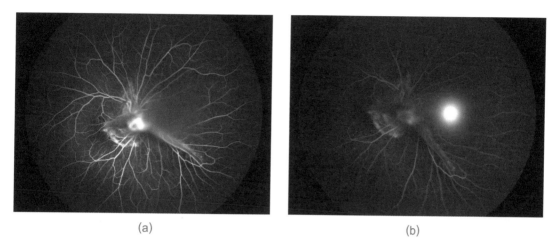

图 5-5　FFA：右眼连接视盘及晶体后囊的纤维条索上，有血管的荧光显影。

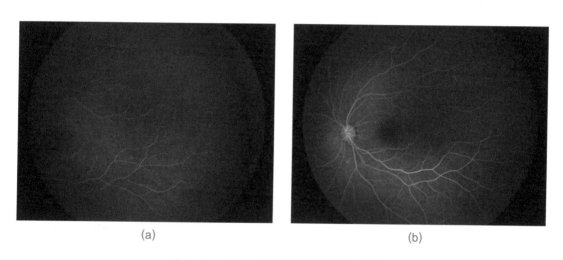

图 5-6　FFA：左眼图像未见明显异常。

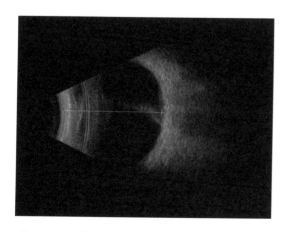

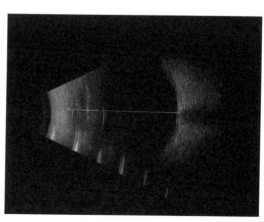

图 5-7　眼部 B 超：右眼玻璃体腔内高回声　图 5-8　眼部 B 超：左眼未见异常。
条索影自视神经向晶体处延伸。

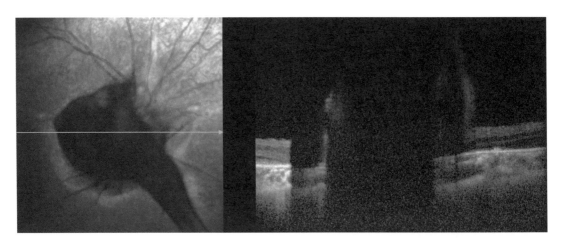

图 5-9　OCT：右眼视盘旁玻璃体腔内强反射光团遮挡视网膜信号。

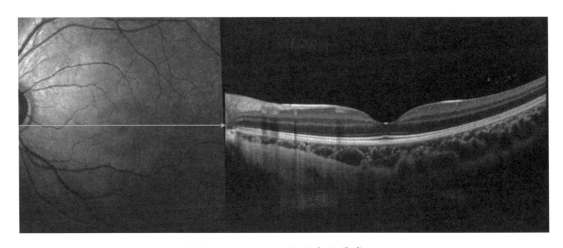

图 5-10　OCT：左眼未见异常。

　　患儿在全麻下行右眼玻璃体切除术，术中进行玻璃体永存胚胎血管切除+晶体后囊 Mittendorf 点用粘弹剂分离。

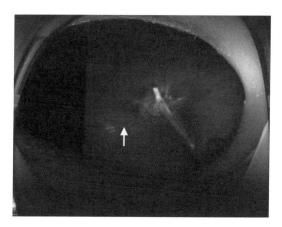

图 5-11 超广角激光扫描眼底照相：术后两天，屈光间质轻度混浊，牵引至晶体后的条索已截断，残留视盘前蒂状胚胎血管，断端呈管状。颞下血管弓沿线及下方玻璃体腔有点状视网膜表面出血（图中↗所指），为术中剪断胚胎血管后断端的少量渗血。

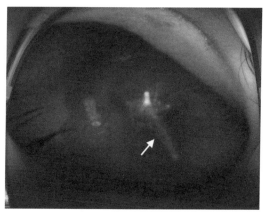

图 5-12 超广角激光扫描眼底照相：术后一周，因配合度欠佳图片对焦不理想，但可见颞下出血点已吸收，牵拉形成的视网膜皱襞较前舒展（图中↗所指）。

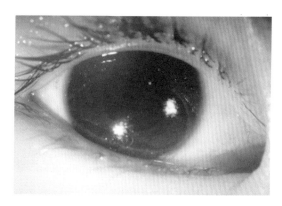

图 5-13 右眼前节照相：术中用粘弹剂将Mittendorf点的附着与晶体分离，晶体后囊膜保持完整。图示术后一个月右眼晶体仍保持透明。

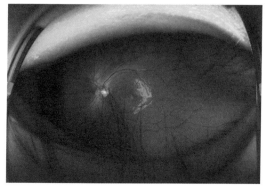

图 5-14 超广角激光扫描眼底照相：左眼眼底形态基本正常。

病例 2　女性新生儿，出生胎龄 40^{+4} 周，出生体重 3100g，剖宫产，家族无眼病遗传史。因出生后常规眼病筛查发现左眼红光反射异常，建议进一步完善眼底检查。

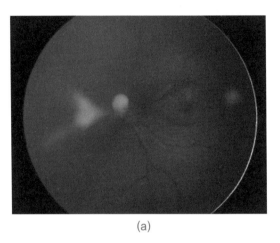
(a)

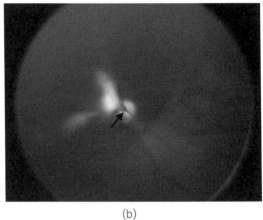
(b)

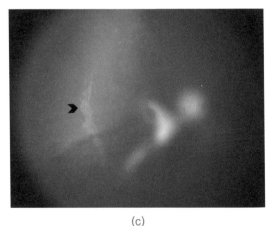
(c)

图 5-15　儿童广域数字眼底照相：左眼玻璃体腔内笔直白色纤维条索（图中➚所指），自视盘起延伸至晶状体后囊，累及全段玻璃体，晶状体后囊上可见血管化的纤维膜（图中➔所指），伴后极部少量玻璃体积血，积血未遮盖黄斑。

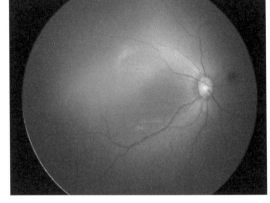

图 5-16　儿童广域数字眼底照相：右眼眼底形态基本正常。

二、诊断

病例 1：①右眼永存胚胎血管；②右眼弱视

病例 2：左眼永存胚胎血管

三、疾病简介

永存胚胎血管是一种由于胚胎期原始玻璃体未能正常退化所导致的先天发育异常。它也是引起白瞳症的常见疾病之一，90% 为单眼发病，常常导致受累眼球偏小，在早产儿中的发病率较高，而足月儿中仅有 3%。

1. 病因

了解眼球发育过程中的血管解剖有助于理解永存胚胎血管的眼部表现。胚胎血管系统有两个组成部分：发育过程中围绕晶状体的血管网（晶状体血管膜），以及贯穿玻璃体，连接晶状体血管膜与视神经的玻璃体血管系统（或称原始玻璃体）。

晶状体血管膜和玻璃体血管系统在发育过程中都存在，但通常在妊娠期结束（40 周）之前就自行退化消失了。永存胚胎血管的预后结果将取决于胎儿血管系统的一个或两个组成部分是否受到影响，以及影响程度如何。

永存胚胎血管本身通常不会进展，但随着眼睛的生长，永存胚胎血管的异常结构成分不会随之增长，导致这些异常组织对眼部结构的牵引力增加，并可能发生渐进性变化。

2. 症状

常无明显临床症状，轻症者可因斜视形成或视力下降进一步检查发现；严重者可因白瞳症或单眼偏小被监护人发现。

约 17% 的患儿可继发青光眼，出现疼痛、畏光、哭闹不安等临床症状。

3. 体征

（1）前部型永存胚胎血管（约占 25%）：出生时即可发现白瞳症，晶状体后囊上可见血管化的纤维膜牵拉、影响眼前段组织，引发晶体混浊、晶体自发性出血、后囊破裂、浅前房、睫状突拉长、角膜水肿等，可继发白内障、青光眼、葡萄膜炎、角膜变性、小眼球等。

（2）后部型永存胚胎血管（约占 12%）：仅可见与视盘相连的纤维血管增生膜，不合并晶状体后纤维增殖膜，常引起视网膜皱褶、牵拉性视网膜脱离、玻璃体积血、小眼球等，可伴有视盘和黄斑部发育不良。

（3）混合型永存胚胎血管（约占 63%）：同时包括前部型、后部型的部分特征及其并发症，是最常见的临床类型。病变由视盘延伸至眼底周边、晶状体后囊，累及全程玻璃体。其晶状体后囊附着点通常位于视轴的鼻下方，称为 Mittendorf 点。

以上三型均可通过临床检查确诊。眼前段照相、眼底照相显示晶状体后囊 Mittendorf 点、伸长的睫状突、玻璃体腔内纤维条索连接晶体后囊及视盘；B 超可显示玻璃体腔内纤维条索，眼轴较健侧眼短；全麻下 FFA 检查可清楚看到纤维条索上的血管显影，连接视盘及晶体后囊，有助于诊断和治疗决策的制定。

4. 鉴别诊断

前部型永存胚胎血管应与视网膜母细胞瘤鉴别。视网膜母细胞瘤常不伴白内障、小眼球、纤维条索，眼部超声、CT、MRI 可帮助鉴别。

后部型永存胚胎血管应与早产儿视网膜病变、家族性渗出性玻璃体视网膜病变鉴别。此两者均可见视网膜周边无血管灌注区、异常新生血管，常不伴小眼球、白内障。眼底检查、眼部超声检查有助于鉴别，检查时应特别注意判断眼轴的长度。

5. 诊断

荧光素眼底血管造影是诊断视网膜血管性疾病及先天性血管异常的有力辅助手段，可清楚显影纤维条索上的未退化血管、新生血管、视网膜无血管区。另外，视盘及晶体后囊上的血管化纤维膜、被拉长的睫状突、短眼轴等典型表现也可协助诊断。

6. 治疗

对于不遮挡视轴中央、牵拉力量小、无明显并发症的轻症永存胚胎血管患儿可定期观察，进行弱视训练。随着晶状体玻璃体手术的日益成熟，某些学者也认为早期行晶状体切除术联合玻璃体切除术能够重塑视觉通道并解除牵拉，大大降低了白内障、青光眼、角膜病变等并发症出现的概率。近年出现的粘弹剂分离对于部分患者可以用微创的方法去除屈光遮挡而保留自身尚透明的晶体，结合术后弱视治疗可有效提高患儿视力。

7. 预后

永存胚胎血管的预后因病情严重程度的不同而不同，部分轻症患者在去除混浊的晶体和玻璃体，并进行规范弱视治疗后能够显著提高视力；重症者可合并眼球发育不良，甚至失明。

8. 本例的经验 / 教训 / 进展

时机合适、技术成熟的晶状体玻璃体切除术可以最大限度地保护患儿眼部结构，为提高视力带来可能；术后标准的弱视训练是提高视力的必要措施。

参考文献

[1] Chen C, Xiao H, Ding X. Persistent Fetal Vasculature[J]. Asia Pac J Ophthalmol (Phila), 2019,8 (1) :86−95.

[2] Prakhunhungsit S, Berrocal AM. Diagnostic and Management Strategies in Patients with Persistent Fetal Vasculature: Current Insights[J]. Clin Ophthalmol, 2020,14:4325−4335.

[3] Muen WJ, Roberts C, Sagoo MS, et al. Persistent fetal vasculature[J]. Ophthalmology, 2012,119(9):1944−5.e52.

[4] Zahavi A, Weinberger D, Snir M, Ron Y. Management of severe persistent fetal vasculature: case series and review of the literature[J]. Int Ophthalmol, 2019,39 (3) :579−587.

[5] Goldberg MF. Persistent fetal vasculature (PFV): an integrated interpretation of signs and symptoms associated with persistent hyperplastic primary vitreous (PHPV). LIV Edward Jackson Memorial Lecture[J]. Am J Ophthalmol, 1997,124(5):587−626.

[6] Shastry BS. Persistent hyperplastic primary vitreous: congenital malformation of the eye [J]. Clin Exp Ophthalmol, 2009,37(9):884−890.

[7] Grenga R, Komaiha C, Bianchi G, et al. Persistenza del Vitreo Primitivo Iperplastico[J]. Clin Ter, 2013,164(6):e497−e503.

[8] Esmer AC, Sivrikoz TS, Gulec EY, et al. Prenatal Diagnosis of Persistent Hyperplastic Primary Vitreous: Report of 2 Cases and Review of the Literature[J]. J Ultrasound Med, 2016,35(10):2285−2291.

遗传变性与
营养不良性眼底病变

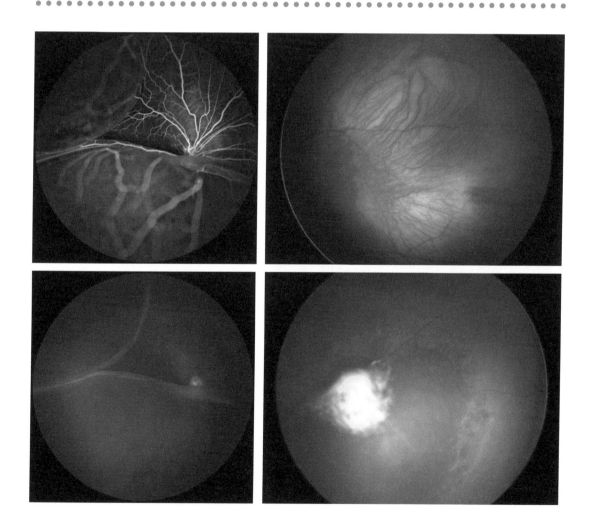

6 特发性黄斑前膜

idiopathic macular epiretinal membrane, IMEM

一、病例信息

病例 5岁男性患儿，因"体检发现右眼眼底病变1个月"就诊。否认外伤史、宠物接触史、家族史及特殊用药史。

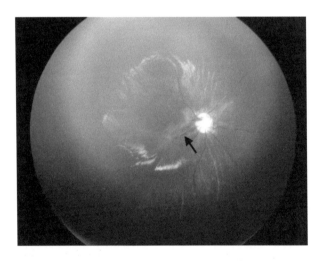

图 6-1 儿童广域数字眼底照相：右眼视盘表面可见灰白色纤维机化膜（图中↗所指），自视盘颞侧、盘斑束一直延伸至中央凹的颞侧。

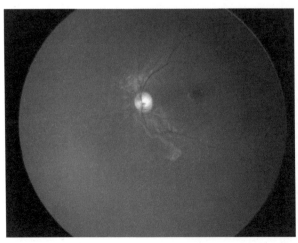

图 6-2 儿童广域数字眼底照相：左眼眼底形态基本正常。

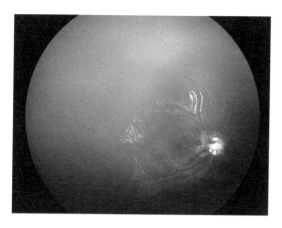
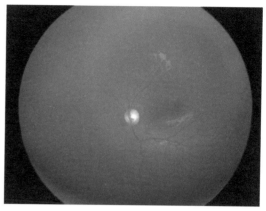

图 6-3　儿童广域数字眼底照相：半年后复诊，右眼上述膜状病灶基本如前，黄斑及颞下血管弓附近视网膜色素上皮 (retinal pigment epithelium，RPE) 紊乱增殖。间接眼底镜下检查玻璃体及下方周边视网膜未见明显异常。OCT 检查欠配合。

图 6-4　儿童广域数字眼底照相：左眼眼底形态基本正常。

二、诊断

右眼特发性黄斑前膜

三、疾病简介

视网膜前膜是指各种原因所导致的视网膜内界膜层表面形成的一层纤维细胞膜，多由细胞移行增殖所致，当其发生于黄斑附近时称为黄斑前膜。特发性黄斑前膜是指无任何已知眼病情况下发生的"正常眼"的前膜。青少年儿童特发性黄斑前膜较为罕见。

1. 病因

中老年人群中黄斑前膜的形成机制，通常认为系玻璃体后脱离的机械牵拉所致，但这一理论在儿童的特发性黄斑前膜形成过程中的作用较有争议。有学者认为特发性黄斑前膜是原始玻璃体在视网膜表面的残留收缩，视网膜本身的血管和黄斑不受前膜的影响；另有学者认为，特发性视网膜前膜大多位于视网膜大血管或动静脉交叉上，可能是玻璃体在这些部位与视网膜粘连较紧密，易产生内界膜的损伤与炎症，导致胶质细胞移行增生，从而形成前膜。

2. 症状

儿童常无自觉症状，多以斜视或弱视检查时发现眼底异常而就诊。

3. 体征

眼底检查：特发性黄斑前膜可分为玻璃纸样反光型和黄斑前纤维增生型，偶伴视网膜水肿、点状视网膜出血、棉绒斑及渗出。

①玻璃纸样反光型：黄斑区正常"湿丝绸"样光泽和轮廓消失，视网膜前可见有一层玻璃纸样反光，没有黄斑区视网膜皱褶或切线牵拉。

②黄斑前纤维增生型：此型视网膜前膜较厚，可导致中央凹无血管区的缩小和视网膜血管弓的形态改变，外观呈灰白色纤维膜，伴黄斑区皱褶或牵拉。

OCT：如患儿能配合检查，对于玻璃体视网膜交界面形成的膜样组织形态，及膜样组织与视网膜组织的粘连面积和紧密程度做判断非常有价值，也可协助诊断、评估术后视力等。

4. 鉴别诊断

对于斜视、弱视的患儿应进行详细的眼底检查，详细询问病史，排除外伤、感染、肿瘤、视网膜血管疾病等继发性黄斑前膜。

5. 诊断

通过眼底检查，结合 OCT 图像可诊断黄斑前膜，但特发性黄斑前膜应该在排除其他可能原因后方可诊断。

分期：

①0 期：黄斑表面呈箔状反光，组织结构正常；

②1 期：黄斑表面出现薄膜，视网膜浅表面细小皱纹，血管略扩张弯曲，由于膜的切线收缩，可出现游离缘或膜部分与其下的视网膜分开；

③2 期：表面出现半透明或灰色膜，视网膜出现全层皱褶，血管明显扭曲变形。

6. 治疗

对于明显视力下降、严重视物变形、斜视、弱视的患眼，应采用手术治疗。但儿童特发性黄斑前膜与视网膜粘连更紧密，对术者及器械的要求更高。

对于症状轻微或无症状者可行保守观察治疗，部分特发性黄斑前膜可不经手术自行分离后好转。但对于中央凹牵拉变形、水肿显著或视力下降进行性加重者，可考虑手术干预治疗。

7. 预后

手术对青少年儿童与成人特发性黄斑前膜均有显著疗效，多数患者的眼部手术后视力提高。青少年儿童特发性黄斑前膜手术后复发率为 7%~16%。

8. 本例的经验／教训／进展

年龄较小的患儿对于眼科相关检查的配合度较差，一定程度上增加了诊断难度，因此，临床医师要提高对青少年儿童特发性黄斑前膜的认知，避免漏诊、误诊。

参考文献

[1] Chua PY, Sandinha MT, Steel DH. Idiopathic epiretinal membrane: progression and timing of surgery[J]. Eye (Lond), 2021, doi:10.1038/s41433-021-01681-0.

[2] 田恬，赵培泉. 青少年儿童黄斑前膜与成人黄斑前膜的比较 [J]. 中华眼底病杂志，2015, 31(5): 512-515.

[3] Rothman AL, Folgar FA, Tong AY, et al. Spectral domain optical coherence tomography characterization of pediatric epiretinal membranes[J]. Retina, 2014,34(7):1323-1334.

[4] Fung AT, Galvin J, Tran T. Epiretinal membrane: A review[J]. Clin Exp Ophthalmol, 2021,49(3):289-308.

[5] Ittarat M, Somkijrungroj T, Chansangpetch S, et al. Literature Review of Surgical Treatment in Idiopathic Full-Thickness Macular Hole[J]. Clin Ophthalmol, 2020,14:2171-2183. Published 2020 Jul 30.

[6] Shaikh N, Kumar V, Salunkhe N, et al. Pediatric idiopathic macular hole-A case report and review of literature[J]. Indian J Ophthalmol, 2020,68(1):241-244.

7 X 连锁视网膜劈裂症

X-linked retinoschisis, XLRS

一、病例信息

病例 1　10 月龄男性患儿，因"检查发现双眼玻璃体混浊 1 周"就诊。

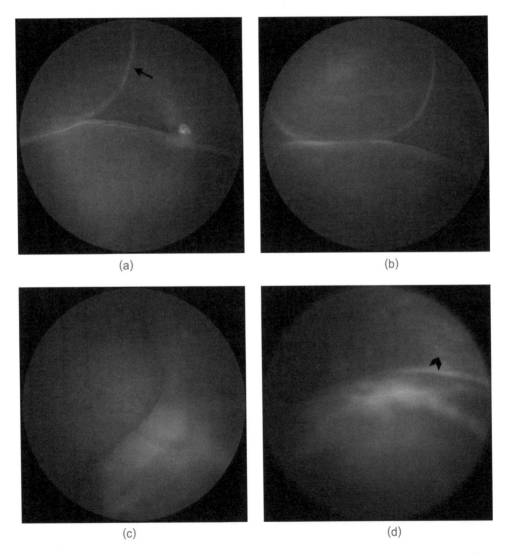

(a)

(b)

(c)

(d)

图 7-1　儿童广域数字眼底照相：双眼可见薄如纱膜且半透明的半球状隆起（图中 ↗ 所指），
其上有视网膜血管走行，部分可见灰白色网状结构（图中 ◤ 所指），部分区域隆起之间呈对吻样。

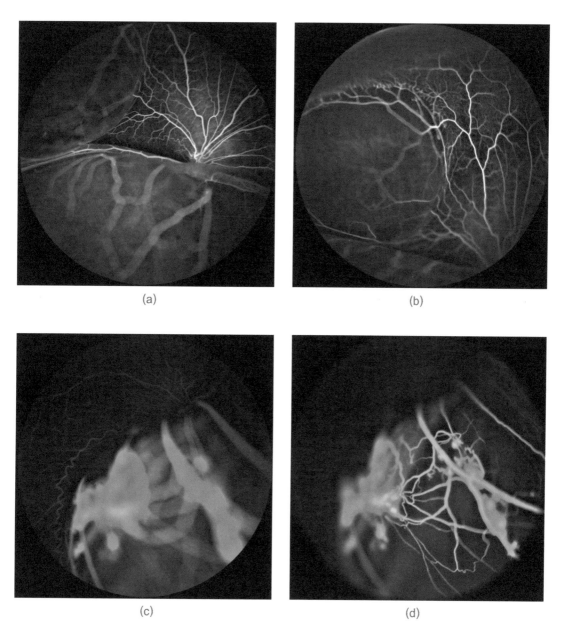

(a)

(b)

(c)

(d)

图 7-2 FFA：右眼颞上方劈裂腔周边区域视网膜毛细血管稍扩张、渗漏，双眼部分呈劈裂的纱幔样视网膜半球状隆起，视网膜血管牵拉扩张。

父母眼底正常。

病例 2　男性新生儿，出生胎龄 38^{+1} 周，出生体重 3100g，顺产，家族无眼病遗传史。出生后行常规眼底检查。

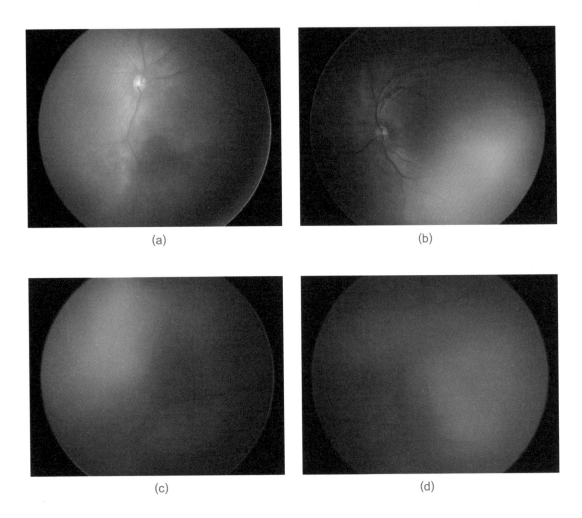

(a)　　　　　　　　　　　　(b)

(c)　　　　　　　　　　　　(d)

图 7-3　儿童广域数字眼底照相：双眼网膜尚平伏，双眼下方可见少许视网膜出血灶，颞侧周边视网膜萎缩变性。

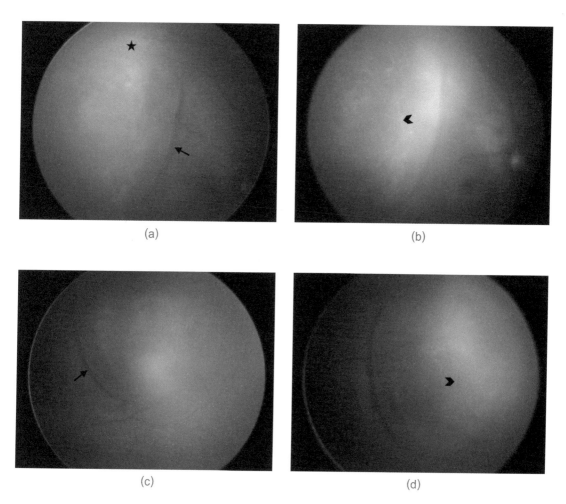

(a)　　　　　　　　　　(b)

(c)　　　　　　　　　　(d)

图7-4　儿童广域数字眼底照相：2个月后复查见，双眼下方视网膜出血已吸收，颞上方视网膜劈裂腔呈球形隆起（图中↗所指），内层呈网纱状，其上可见白色树枝状结构（图中➐所指），劈裂腔周围部分视网膜萎缩变性（图中★所指）。

病例3 6月龄男性患儿，出生胎龄 38^{+3} 周，出生体重 2800g，顺产，家族无眼病遗传史。

出生及 1 月龄行常规眼病筛查均未见异常，6 月龄屈光筛查示：

OD　反复测不出结果

OS　+2.50/-4.00×90°

红光反射示：右眼（+）窥不见红光，左眼（-），进一步完善眼底检查。

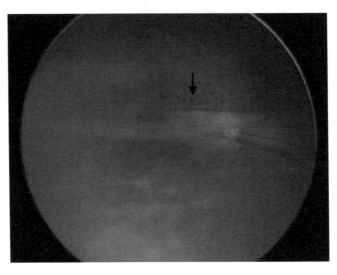

图 7-5　儿童广域数字眼底照相：右眼上、下方可见劈裂腔，均高度隆起呈对吻样，上方劈裂腔后缘边界可见圆点状色素呈线状排列分布（图中↗所指）。

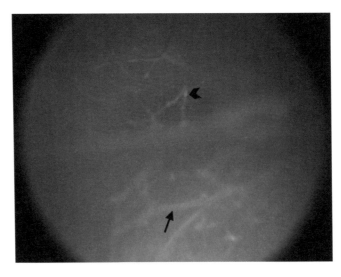

图 7-6　儿童广域数字眼底照相：右眼劈裂腔内层薄如纱膜，其上有视网膜血管分布（图中↗所指），亦可见数根小血管闭塞成白线（图中◢所指）。

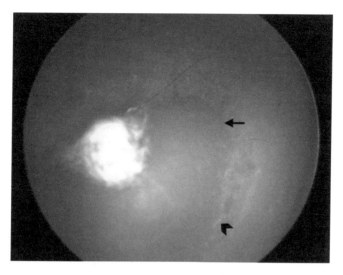

图 7-7 儿童广域数字眼底照相：左眼下方劈裂腔明显隆起，内为鲜红色出血（图中↗所指），边界清晰，边缘可见白色网状结构（图中◤所指）。

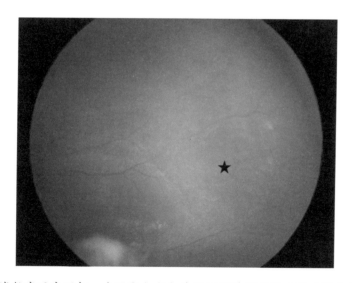

图 7-8 儿童广域数字眼底照相：左眼颞上方大片视网膜萎缩变性病灶（图中★所指）。

病例 4　9 岁男性患儿，因"体检发现视力不良 1 个月"就诊。

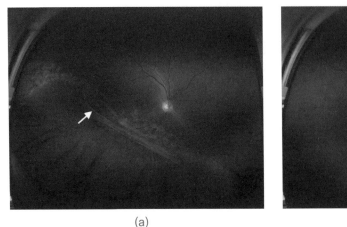 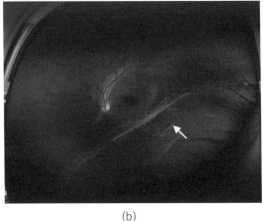

(a)　　　　　　　　　　　　　　(b)

图 7-9　超广角激光扫描眼底照相：双眼视网膜劈裂合并内层孔［图 (b) 中↗所示］，劈裂后缘可见激光拦截治疗光斑反应。观察 5 个月无进展。

二、诊断

病例 1：双眼视网膜劈裂

病例 2：双眼视网膜劈裂

病例 3：双眼视网膜劈裂

病例 4：双眼视网膜劈裂合并内层孔

三、疾病简介

X 连锁视网膜劈裂症是一种发生于男性的 X 连锁隐性遗传病，发病率为 1:5000～1:2500。常双眼对称发病，最佳矫正视力从 0.8 到眼前手动不等，严重者可伴有斜视、眼球震颤等，如不仔细检查易被误诊为弱视。

1. 病因

X 连锁视网膜劈裂症的相关基因为 RS1，定位于 Xp22.1–p22.2 区。其异常的临床表现目前认为是一种由光感受器和双极细胞分泌、Müller 细胞转运到内层视网膜的黏附蛋白的功能减退所导致。尽管人们对于 X 连锁视网膜劈裂症的突变基因有着广泛的研究，但其引发突变的具体机制和病理仍不明确，基因型与表现型之间的关联性也未明确。

2. 症状

多由家长发现儿童眼球震颤、斜视等异常，或学龄期阅读困难、检查发现视力下降而就诊。

3. 体征

眼底检查典型表现为黄斑部的射线样、花瓣样、轮辐状外观，劈裂前界很少到达锯齿缘，后界则可至视盘。约 50% 患者伴有周边视网膜劈裂，出现周边视网膜的半透明纱网状隆起；偶可见劈裂腔的内层大圆形或椭圆形裂孔，可并发自发性玻璃体积血及孔源性视网膜脱离。

OCT：中央凹处神经上皮层层间分离，被桥状组织分割成多个大小不等的囊腔，可见玻璃体条索。可协助早期发现视网膜浅脱离。

FFA：造影早期即出现微囊样、花瓣样较强荧光，且形态不随时间改变，无荧光素渗漏。提示异常荧光源于视网膜色素上皮而非血管性渗漏。

视网膜电图（electroretinogram，ERG）：暗适应 b 波振幅降低，a 波正常，OPs 波显著降低或消失，绝对阈值检验可以在正常范围内。

4. 鉴别诊断

（1）黄斑囊样水肿：黄斑囊样水肿的 FFA 表现为高荧光和渗漏，往往可发现原发的眼底病变的表现。而 X 连锁视网膜劈裂症的 FFA 有黄斑区花瓣样高荧光，通常无荧光渗漏。

（2）视网膜脱离：视网膜脱离的视网膜颜色较白，网膜的厚度比劈裂厚，多为全层，视网膜电图 a 波和 b 波振幅均下降。而遗传性视网膜劈裂症常为内层裂孔，视网膜电图 a 波振幅正常，b 波振幅下降。

（3）Goldmann- Favre 综合征：是一种常染色体隐性遗传疾病，常伴有周边部视网膜劈裂，但该病有特征性的夜盲和类似视网膜色素变性的眼底改变。

（4）早产儿视网膜病变、家族性渗出性玻璃体视网膜病变：早产儿视网膜病变和家族性渗出性玻璃体视网膜病变可能因牵拉出现局限性劈裂，晚期全网脱时难以鉴别，但其对侧眼底应能找到其他血管性病变的典型表现，可资鉴别。早产儿视网膜病变可以根据患儿的早产、低体重、吸氧史确定；家族性渗出性玻璃体视网膜病变的遗传方式为常染色体显性遗传。

（5）诺里病：一种导致眼盲的 X 染色体隐性遗传病。诺里病常合并角膜白斑、虹膜粘连、白内障、玻璃体积血或视网膜脱离等。约 50% 患者可出现智力低下、发育迟缓等神经系统病变症状，可加以鉴别。

5. 诊断

通过有经验的医师进行眼底检查，加以 OCT、FFA、ERG 等辅助检查可基本诊断。此时若进行基因检查，得到 RS1 基因突变的结果，可确诊。

6. 治疗

目前此病尚无有效的治疗方法。若劈裂尚未累及黄斑区可予以观察随访，若威胁黄斑区可试行劈裂后缘激光治疗，以期限制劈裂的进展，但此疗法缺乏循证证据。若出现孔源性或牵拉性视网膜脱离，则需要进行玻璃体切除术使视网膜复位并且阻止劈裂腔的继续扩大，以最大限度挽救患者的视功能。

另外，因 X 连锁视网膜劈裂症的发生具有明确的基因突变基础，将来通过基因治疗的方法导入外源野生型基因片段也许会成为治疗的有效手段。

7. 预后

视网膜劈裂症是静止性或缓慢进展性疾病，重要的是防止严重并发症的发生，及时处理一般可以保留残存视力。

8. 本例的经验 / 教训 / 进展

病例 3 随后完善了基因检测结果，提示为 RS1 基因突变所致视网膜劈裂，其父母基因检测结果提示其母亲有携带基因。确诊后建议其母双胞胎姐姐的儿子复查眼底，最终也确诊为双眼视网膜劈裂（出生后早期因早产曾完善过两次眼底检查，均为正常）。病例 2 及病例 3 家属均提示视网膜劈裂有进展可能，发现有家族史或视网膜萎缩异常时，切记要定期复查眼底。

临床上确诊视网膜劈裂后，应特别注意告知患者此病为静止性或缓慢进展性遗传性疾病，但需重视其并发症，以减少患者焦虑情绪，增加随访依从性。另外，应全面询问家族史，对患者将来的工作、生活、个人以及家庭认知提供必要的指导，对可疑病变者行进一步筛查。

参考文献

[1] De Silva SR, Arno G, Robson AG, et al. The X-linked retinopathies: Physiological insights, pathogenic mechanisms, phenotypic features and novel therapies[J]. Prog Retin Eye Res, 2021,82:100898.

[2] Lee Y, Oh BL. Retinal Detachment in X-Linked Retinoschisis[J]. N Engl J Med, 2020,382(12):1149.

[3] Molday RS, Kellner U, Weber BH. X-linked juvenile retinoschisis: clinical diagnosis, genetic analysis, and molecular mechanisms[J]. Prog Retin Eye Res, 2012,31(3):195−212.

[4] Rao P, Dedania VS, Drenser KA. Congenital X-Linked Retinoschisis: An Updated Clinical Review[J]. Asia Pac J Ophthalmol (Phila), 2018,7(3):169−175.

[5] DiCarlo JE, Mahajan VB, Tsang SH. Gene therapy and genome surgery in the retina[J]. J Clin Invest, 2018,128(6):2177−2188.

[6] Tsang SH, Sharma T. X-linked Retinitis Pigmentosa[J]. Adv Exp Med Biol,2018,1085:31−35.

[7] Tsang SH, Sharma T. X-linked Juvenile Retinoschisis[J]. Adv Exp Med Biol, 2018,1085:43−48.

[8] Tsang SH, Sharma T. X-linked Choroideremia[J]. Adv Exp Med Biol,2018,1085:37−42.

[9] Sikkink SK, Biswas S, Parry NR, et al. X-linked retinoschisis: an update[J]. J Med Genet, 2007,44(4):225−232.

8 白化病

albinism, A

一、病例信息

病例　男性新生儿，出生胎龄 37^{+4} 周，出生体重 2950g，顺产，家族无眼病遗传史。因出生后行常规眼底筛查发现双眼红光反射（+），且患儿头发及眉毛呈白色，建议完善眼底检查。

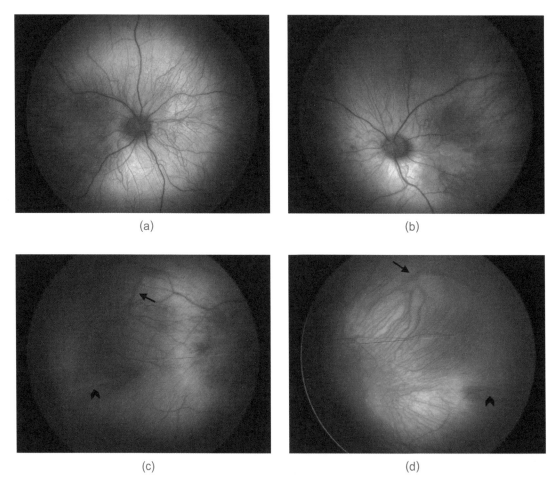

(a)

(b)

(c)

(d)

图 8-1　儿童广域数字眼底照相：与正常眼底相比，眼底色素缺乏橘红色反光，可清晰透见脉络膜大血管的走形。周边视网膜可清晰透见涡静脉壶腹形态（图中↗所指）及睫状后动脉的走行路径（图中↘所指），视网膜血管基本正常。

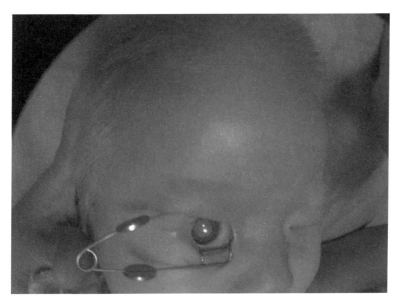

图 8-2　患儿颜面部外观照片：可见患儿皮肤色浅，睫毛、眉毛、头发呈银白色，虹膜呈灰蓝色，眼底反光呈鲜红色而非正常眼底的橘红色。

二、诊断

白化病

三、疾病简介

白化病是由于患者酪氨酸酶缺乏或功能减退引起黑色素缺乏 / 合成障碍，从而导致皮肤及附属器官色素缺失的遗传性疾病。患者眼底视网膜色素上皮和脉络膜缺乏色素而呈鲜红色，虹膜和瞳孔呈现淡粉色，怕光。皮肤、眉毛、头发及其他体毛都呈银白色或黄白色。白化病属于家族遗传性疾病，为常染色体隐性遗传。

1. 病因

黑色素的合成依赖于酪氨酸酶将酪氨酸催化为多巴，再由多巴转化成黑色素。起源于神经嵴的黑色素细胞常定位于毛发、皮肤、虹膜和脉络膜；起源于神经外胚层的黑色素细胞常定位于视网膜色素上皮层。因此，若是细胞质内缺乏酪氨酸酶，即可影响黑色素的合成，引起人体多处色素异常。由 OCA2 基因位点编码的一种跨膜蛋白在黑色素合成的过程中也起到了重要作用，主要与 Prader-Willi 综合征、Angelman 综合征有关；另外，CHS1、HPS1、HPS2、HPS3、HPS4 等相关基因编码的蛋白与 Chediak-Higashi 综合征及 Hermansky-Pudlak 综合征有关。

2. 症状

白化病是依据临床表型特征分为以下三大类别。

（1）眼白化病（ocular albinism, OA）：患者仅眼色素减少或缺乏，具有不同程度的视力低下、畏光等症状。

（2）眼皮肤白化病（oculocutaneous albinism, OCA）：除眼色素缺乏、视力低下、畏光等症状外，患者皮肤和毛发均有明显色素缺乏。

（3）白化病相关综合征：患者除眼皮肤白化病表现外还伴其他系统异常，如同时有免疫功能低下的 Chediak-Higashi 综合征和有出血倾向的 Hermansky-Pudlak 综合征，此类型较罕见。

3. 体征

患者常伴有白眉毛、白睫毛，虹膜色淡，眼底反光呈鲜红色而非橘红色。红色的视盘与周围鲜红色的视网膜不易清晰分辨，周边视网膜可清晰透见其下脉络膜大血管的走形，部分可透见涡静脉形态。中央凹也常发育不良，患儿较多合并眼球震颤、黄斑发育不良等。

4. 鉴别诊断

无

5. 诊断

此病的诊断通常以临床表现为基础，患者常有明显的皮肤、毛发和眼部低色素改变，易于诊断。

6. 治疗

目前尚无有效治疗方法，如伴有屈光不正应予以及时矫正，亦可佩戴有色眼镜或接触镜遮光，以减轻畏光症状。

7. 预后

本病预后欠佳，多伴有视力低下。

8. 本例的经验 / 教训 / 进展

无

参考文献

[1] Moreno-Artero E, Morice-Picard F, Bremond-Gignac D, et al. Management of albinism: French guidelines for diagnosis and care[J]. J Eur Acad Dermatol Venereol, 2021,35(7):1449−1459.

[2] Fernández A, Hayashi M, Garrido G,et al. Genetics of non-syndromic and syndromic oculocutaneous albinism in human and mouse[J].Pigment Cell Melanoma Res, 2021, 34(4):786−799.

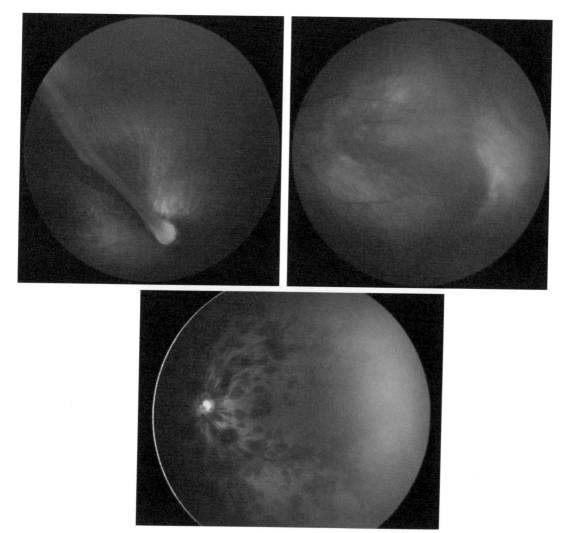

9 视网膜出血

retinal hemorrhage, RH

一、病例信息

病例 1　女性新生儿，出生胎龄 38 周，出生体重 2500g，顺产，家族无眼病遗传史。出生后行常规眼病筛查发现双眼球结膜下出血，予完善眼底检查。

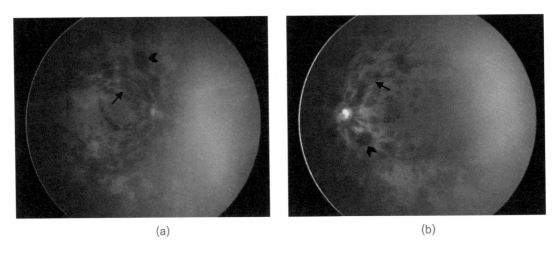

(a)　　　　　　　　　　　　　(b)

图 9-1　儿童广域数字眼底照相：双眼可见对称分布的密集视网膜浅层（图中↗所指）及深层（图中↘所指）出血灶，黄斑区亦可见出血。

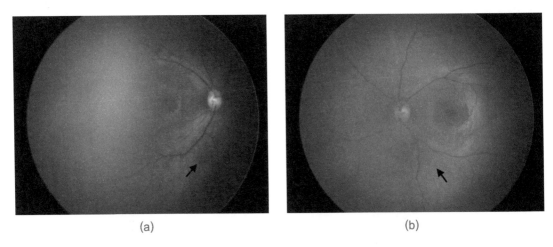

(a)　　　　　　　　　　　　　(b)

图 9-2　儿童广域数字眼底照相：1 个月后复查，双眼出血灶已基本吸收，留下少许陈旧性出血灶（图中↗所指）。

病例 2　男性新生儿，出生胎龄 35^{+6} 周，出生体重 2750g，顺产，家族无眼病遗传史。

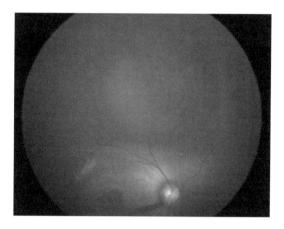

图 9-3　儿童广域数字眼底照相：刚出生时右眼玻璃体腔上方大片鲜红色血块。

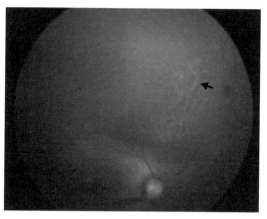

图 9-4　儿童广域数字眼底照相：1 个月后复查，血块逐渐变为暗红色，部分凝血块边缘机化呈灰黄色（图中↗所指），部分向下方沉积。

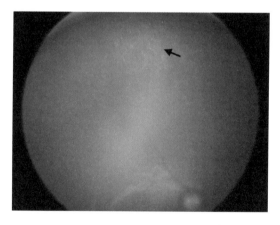

图 9-5　儿童广域数字眼底照相：4 月龄复查，玻璃体积血大部分已被吸收，上方仍有少许灰黄色粉尘状陈旧血细胞（图中↗所指）斑片状漂浮于玻璃体腔内。

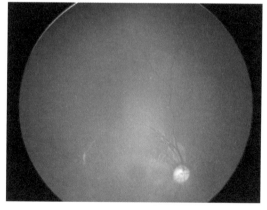

图 9-6　儿童广域数字眼底照相：1 岁复查，病灶已完全吸收。

病例 3　男性新生儿，出生胎龄 40^{+4} 周，出生体重 3450g，顺产（急产），家族无眼病遗传史。出生后行常规眼病筛查，发现右眼红光反射（－），左眼红光窥不见。

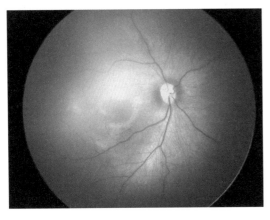 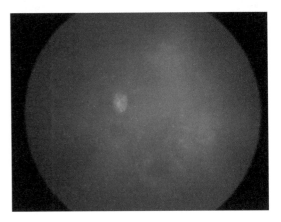

图 9-7　儿童广域数字眼底照相：右眼正常眼底。

图 9-8　儿童广域数字眼底照相：左眼广泛视网膜深层出血、玻璃体腔出血，部分呈鲜红色部分呈暗红色，视盘模糊可见，黄斑窥不见。

　　观察 3 周后，遮盖黄斑区的积血未吸收，左眼行全麻下晶状体切除、玻璃体切除、硅油填充、激光光凝术。

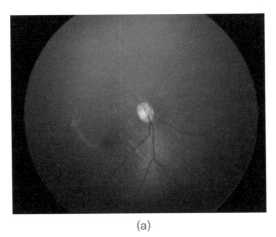 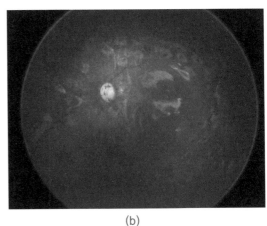

(a)　　　　　　　　　　　　　　　　　(b)

图 9-9　儿童广域数字眼底照相：右眼正常眼底；左眼玻璃体腔硅油填充在位，网膜平伏，周边激光斑清。

二、诊断

病例1：双眼视网膜出血Ⅲ度

病例2：右眼玻璃体积血

病例3：①左眼视网膜出血Ⅲ度；②左眼玻璃体积血

三、疾病简介

新生儿期是儿童视觉发育的关键期和敏感期之一。视网膜出血是新生儿中最常见的眼底异常体征，发病率约30%。轻度出血可自行吸收，遮挡视轴的严重出血，如较长时间（2~3周）不吸收，可导致视觉发育异常，引起眼球震颤、斜视、弱视等严重并发症。若不及时进行外科干预治疗，可能会造成儿童患眼的视力低下，严重影响儿童的身心健康。

1. 病因

（1）胎头受到挤压是造成新生儿视网膜出血的一个重要原因，多见于需要胎头吸引、产钳助产的初产妇。由于胎儿的睫状系统侧支循环尚未建立，在胎头受到挤压时，视网膜中央静脉压的压力随着颅内压的升高急剧上升，易引发视网膜出血。

（2）脐带绕颈、胎儿宫内窘迫等多种原因导致的缺氧，可引起组织酸中毒、溶酶体破裂、细胞自溶，引起毛细血管内皮细胞受损，加重出血。

（3）患有妊娠期糖尿病的母亲血液黏稠度增加、能量消耗、细胞供氧能力下降，导致胎儿宫内慢性缺氧，增加了出血的可能性。

2. 症状

多无临床症状，常由眼底筛查发现。

3. 体征

可见双眼眼底广泛、多层分布的出血灶（网膜内、网膜前、网膜下、玻璃体腔内）。

依据出血的范围，一般可将视网膜出血分为Ⅰ~Ⅲ度：

①Ⅰ度：出血点、出血量少，出血面积小，仅限于视盘周围3个以下出血点，出血呈散在的点状或线状分布；

②Ⅱ度：出血面积稍广，出血量稍多，单个出血斑直径小于1个视盘直径；

③Ⅲ度：出血范围广、层次多，单个出血斑直径大于视盘直径，可累及黄斑区或玻璃体。

4. 鉴别诊断

需与其他可引起新生儿眼底出血的疾病相鉴别，如早产儿视网膜病变、家族性渗出性玻璃体视网膜病变、虐待性头部创伤、X 连锁视网膜劈裂症、永存胚胎血管等，一般进行仔细的眼部检查、病史询问，严格掌握各种疾病的典型表现，较易鉴别。

X 连锁视网膜劈裂症：周边视网膜有劈裂腔呈球形隆起，类似纱膜状，当劈裂致视网膜血管断裂时，出现玻璃体积血，偶可出现裂孔，发生视网膜脱离（见图 9-10）。

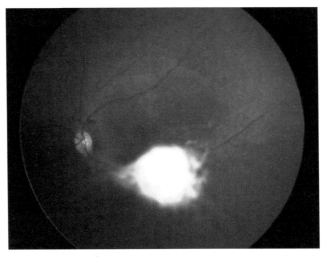

图 9-10　X 连锁视网膜劈裂致视网膜血管断裂时，出现玻璃体积血，偶可出现裂孔，发生视网膜脱离。

家族性渗出性玻璃体视网膜病变：视网膜周边血管交界区可见新生血管增生，严重者纤维血管膜增殖呈条索状自视盘延伸至周边玻璃体，新生血管渗漏或牵拉可引起反复的玻璃体积血。

虐待性头部创伤：鉴别关键在于是否存在虐待或剧烈摇晃婴儿的病史，全身常伴有颅脑损伤、骨折，眼部可出现视网膜各层次出血、玻璃体积血及创伤性视网膜劈裂。

5. 诊断

凡有产伤、难产史或催产素使用史，分娩后经检查发现新生儿眼底出血，排除其他相关眼底病变者，可诊断为新生儿视网膜出血。

6. 治疗

少量出血可严密观察，待其自行吸收。大量出血可引起牵拉性视网膜脱离者，应在全身情况允许的条件下及时行玻璃体切除手术。

7. 预后

经及时处理，未引起严重并发症者，一般预后尚可。

8. 本例的经验 / 教训 / 进展

新生儿期各项身体功能、包括眼球在内，处于迅速生长发育的时期，各种疾病的治疗窗口期较短，故及时发现且予以有效治疗显得尤为重要，因此围产期新生儿眼保健工作值得引起眼科、产科和儿科医师的共同重视。另外，加强产妇围产期疾病如糖尿病的监管，正确指导产妇用力等干预措施避免急产、难产，或许对减少新生儿眼底出血的发生具有积极意义。

参考文献

[1] Pu QL, Zhou QY, Liu J, et al. Clinical observation and related factors analysis of neonatal asphyxia complicated with retinal hemorrhage[J]. Chinese Journal of Ophthalmology, 2017,53(5):358-362.

[2] Chen F, Cheng D, Pan J, et al. The efficacy and safety of RetCam in detecting neonatal retinal hemorrhages[J]. BMC Ophthalmol, 2018,18(1):202.

[3] Sun L, Jiang Z, Li S, et al. What Is Left after Resolution of Neonatal Retinal Hemorrhage: The Longitudinal Long-term Outcome in Foveal Structure and Visual Function[J]. Am J Ophthalmol, 2021,226:182-190.

[4] Kelly JP, Feldman K, Wright J, et al. Retinal and visual function in infants with non-accidental trauma and retinal hemorrhages[J]. Doc Ophthalmol, 2020,141(2):111-126.

[5] Yanli Z, Qi Z, Yu L, et al. Risk Factors Affecting the Severity of Full-Term Neonatal Retinal Hemorrhage[J]. J Ophthalmol, 2017,2017:4231489.

[6] Emerson MV, Pieramici DJ, Stoessel KM, et al. Incidence and rate of disappearance of retinal hemorrhage in newborns[J]. Ophthalmology, 2001,108(1):36-39.

[7] Williams MC, Knuppel RA, O'Brien WF, et al. Obstetric correlates of neonatal retinal hemorrhage[J]. Obstet Gynecol, 1993,81[5 (Pt 1)]:688-694.

[8] 陈艳丽，徐洁，纪淑兴，等，新生儿眼底病变筛查及视网膜出血的影响因素 [J]. 国际眼科杂志，2019, 19 (2) : 326-328.

[9] Choudhary AK, Servaes S, Slovis TL, et al. Consensus statement on abusive head trauma in infants and young children[J]. Pediatr Radiol, 2018,48(8):1048-1065.

10 早产儿视网膜病变

retinopathy of prematurity, ROP

一、病例信息

病例1 2月龄女性患儿，出生胎龄28周，出生体重1200g，矫正胎龄38^{+6}周。因"当地医院检查发现双眼眼底病变"就诊。

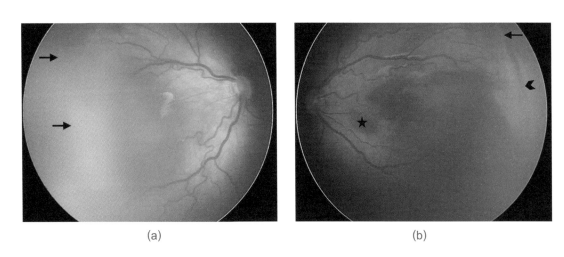

(a)   (b)

图 10-1 儿童广域数字眼底照相：双眼后极部血管有明显的动脉迂曲和静脉扩张，屈光间质欠清晰，可见双眼的嵴（图中↗所指）均位于后2区，右眼2期，左眼3期。左眼嵴宽，充血明显，嵴前后和嵴上可见新生血管及小片状出血（图中◢所指），后极部也可见斑片状玻璃体积血（图中★所指）。

入院后，患儿在全麻下行双眼玻璃体内抗VEGF注药术。术后第18天，患儿第二次入院（图10-2），在全麻下行双眼FFA+、双眼光凝术、左眼玻璃体内抗VEGF注药术。

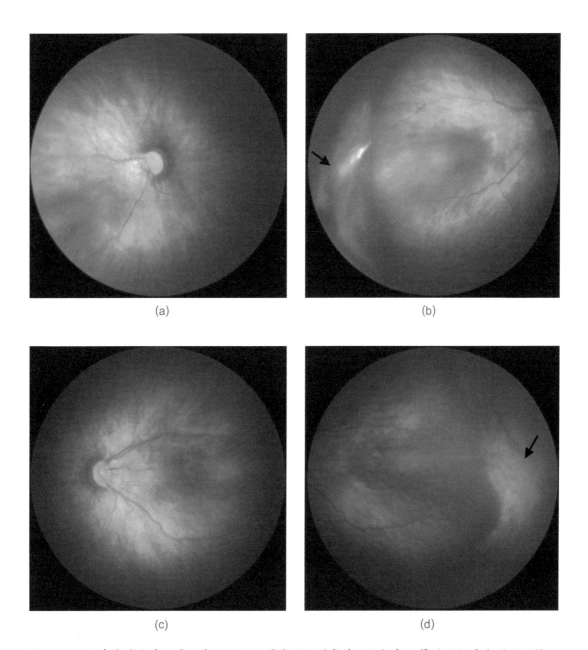

(a)

(b)

(c)

(d)

图 10-2 儿童广域数字眼底照相：双眼注药术后 2 周复诊。后极部血管的附加病变明显好转，Ⅱ区网膜嵴（图中 ↗ 所指）较前显著增宽、隆起度更高，视网膜嵴突向玻璃体腔，嵴上视网膜新生血管消退，遗留小片出血，血管纤维组织增殖牵拉明显加重。增生组织牵拉颞侧视网膜，血管弓夹角变小（视盘拖曳）。

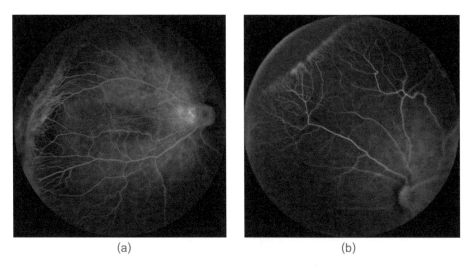

(a)　　　　　　　　　　(b)

图 10-3　FFA：双眼视网膜嵴上大量新生血管伴荧光渗漏，嵴后血管分支增多、扩张，动静脉异常吻合，伴荧光渗漏。右眼视盘前增殖组织血管显影，左眼情况类似，双眼周边部视网膜血管末端点状渗漏。造影后即时在全麻下行双眼间接眼底镜下激光治疗。

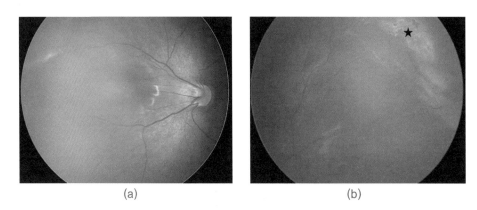

(a)　　　　　　　　　　(b)

图 10-4　儿童广域数字眼底照相：激光术后 1 周，可见视网膜周边网膜灰白色浅脱较前稍加重（激光后炎症渗出），视网膜仍有牵拉，但部分激光反应已出现（图中★所指）。

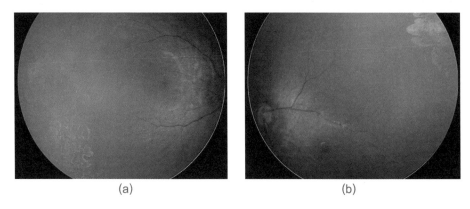

(a)　　　　　　　　　　(b)

图 10-5　儿童广域数字眼底照相：激光术后半年，网膜平复，激光斑清晰，视网膜新生血管性病灶稳定无复发。

病例2　3月龄女性患儿，出生胎龄25周，出生体重700g，顺产，家族无遗传眼病史。

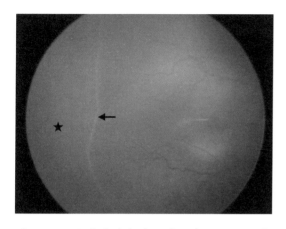
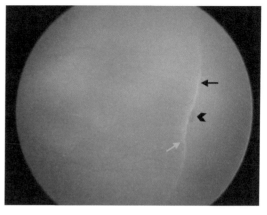

图10-6　儿童广域数字眼底照相：矫正胎龄37⁺²周，右眼Ⅱ区的分界线处隆起成嵴样改变（图中↗所指），嵴后血管丛状增多、走行直，嵴前为无血管区（图中★所指）。

图10-7　儿童广域数字眼底照相：矫正胎龄37⁺²周，左眼Ⅱ区的分界线处隆起成嵴样改变（图中↗所指），嵴后丛状小血管不规则吻合、增多，部分区域可见新生血管芽（图中黄色↗所指），3点位小片出血灶（图中↘所指）。

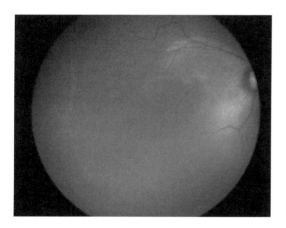
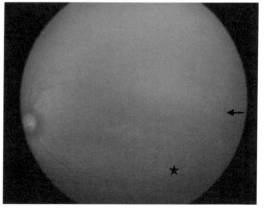

图10-8　儿童广域数字眼底照相：矫正胎龄38⁺¹周，右眼Ⅱ区分界线仍成嵴样改变，嵴后血管异常增生、扩张情况基本同前。

图10-9　儿童广域数字眼底照相：矫正胎龄38⁺¹周，左眼Ⅱ区嵴样改变同前，嵴后血管异常增生、扩张较上次明显改善（图中★所指），出血灶较上次吸收（图中↗所指）。

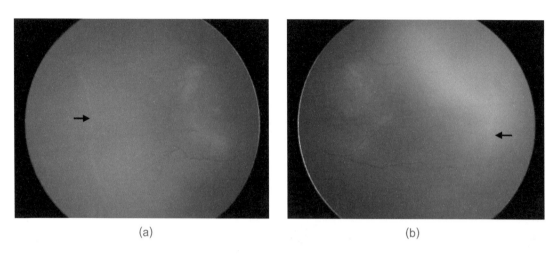

(a)   (b)

图10-10　儿童广域数字眼底照相：矫正胎龄40⁺¹周，双眼Ⅱ区分界线较前变淡，（图中↗所指）血管异常情况较上次明显改善。

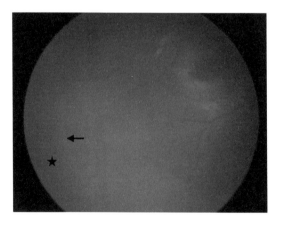

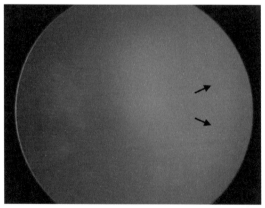

图10-11　儿童广域数字眼底照相：矫正胎龄43⁺⁵周，右眼Ⅱ区分界线较上次继续变淡、变平坦（图中↗所指），其前无血管区（图中★所指）。

图10-12　儿童广域数字眼底照相：矫正胎龄43⁺⁵周，左眼原嵴已基本吸收，血管越过原嵴继续生长（图中↗所指），进入Ⅲ区，周边视网膜仍有小部分未完全血管化。

二、诊断

病例1：（第一次住院）双眼急进性早产儿视网膜病变

（第二次住院）双眼早产儿视网膜病变Ⅱ区3期（右眼plus-，左眼plus+）

（激光术后1周）双眼早产儿视网膜病变Ⅱ区3期

（激光术后半年）双眼未完全血管化

病例 2： （矫正胎龄 37^{+2} 周）双眼早产儿视网膜病变（右眼Ⅱ区 2 期，左眼Ⅱ区 3 期）

（矫正胎龄 38^{+1} 周）双眼早产儿视网膜病变（右眼Ⅱ区 2 期，左眼Ⅱ区 3 期）

（矫正胎龄 40^{+1} 周）双眼早产儿视网膜病变（Ⅱ区 2 期）

（矫正胎龄 43^{+5} 周）①右眼早产儿视网膜病变（Ⅱ区 1 期）；

②左眼未完全血管化

三、疾病简介

早产儿视网膜病变顾名思义，是一种发生于早产、低体重新生儿的血管增殖性视网膜病变，是典型的具有两阶段性临床特征的儿童致盲眼病。目前，随着新生儿重症监护技术的提高与普及，可救治存活的早产儿出生胎龄及出生体重明显减低，早产儿视网膜病变的整体发病率由于规范用氧和眼底筛查有所下降，但严重早产儿视网膜病变的比例却明显升高。对于某些病情严重的病例，即使进行了及时的救治，也可导致视网膜脱离，甚至失明的严重后果。

1. 病因

早产儿视网膜病变是一种具有两阶段特征的疾病，当婴儿早产时，未发育完全的视网膜暴露在相对高的氧浓度环境下，使血管内皮生长因子（vascular endothelial growth factor, VEGF）的生理性分泌受到抑制，正常的视网膜血管发育停止、血管闭塞，即高氧诱导的"血管闭塞阶段"。随着新生儿视网膜的成熟，视网膜缺乏足够数量的血管供血，逐渐缺氧，导致 VEGF 表达增加。同时，具有协同作用的胰岛素样生长因子 -1（insulin-like growth factor-1, IGF-1）分泌增加，触发高水平 VEGF，进入继发缺氧诱导的"血管增殖阶段"。若此时现有的生理血管继续正常生长，视网膜周围血管完全扩张，则疾病可以自愈；若血管增生异常、甚至长入玻璃体内，则可引起玻璃体积血、牵拉性视网膜脱离，最终导致永久性失明。

2. 症状

由于新生儿无法自述临床症状，早期早产儿视网膜病变多由医师筛查发现。目前我国的筛查指南要求所有出生体重小于 2000 克、胎龄小于 34 周的早产儿，或存在高危因素的早产新生儿进行及时的早产儿视网膜病变筛查。

早产儿视网膜病变筛查有几个关键指标：分区、分期以及附加病变和附加前病变。

分区是为了便于对视网膜血管化程度和病变区域进行定位。

Ⅰ区（图 10-13 红色）：以视盘为中心，视盘和中央凹距离的两倍为半径的同心圆。

Ⅱ区（图 10-13 橙 + 黄色）：Ⅰ区外缘至鼻侧锯齿缘的同心环状区域。

后Ⅱ区（图10-13橙色）：Ⅰ区外缘以2个视盘直径为半径的同心环状区域，早产儿视网膜病变的临床筛查中较其他Ⅱ区部位应更加关注此块区域。

Ⅲ区（图10-13绿色）：Ⅱ区外缘至锯齿缘的新月形区域。

在早产儿视网膜病变国际分类第三版（International Classification of Retinopathy of Prematurity, third edition, ICROP3）中新提出后Ⅱ区的概念。

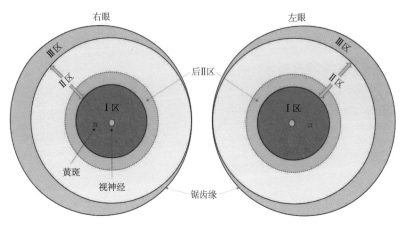

图10-13 早产儿视网膜病变分区示意图

分期是为了更明确地描述视网膜结构变化的严重程度。

1期：血管化/未血管化的视网膜交界处出现纤细、灰白色、平坦的分界线（图10-14中↗所指）。

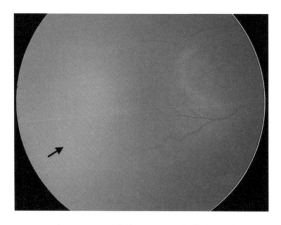

图10-14 早产儿视网膜病变1期

2 期：分界线增宽、隆起，形成突出于视网膜表面的、立体的嵴（图 10-15 中↗所指）。部分 2 期病例可见嵴后团块状新生血管芽，即所谓爆米花病变（图 10-15 中➤所指）。

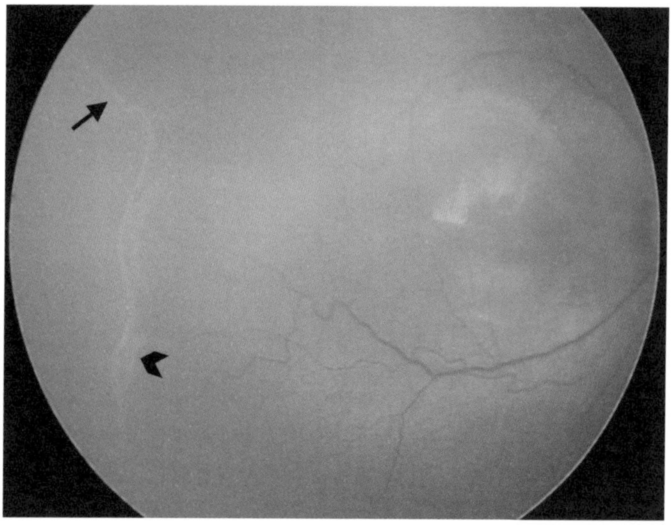

图 10-15　早产儿视网膜病变 2 期

3 期：嵴增粗、变高，嵴上出现新生血管及纤维组织增生，色泽变得粉红，嵴后常可见周边视网膜血管的充血、扩张、迂曲、动静脉交通等，嵴上、嵴前后可有出血灶。

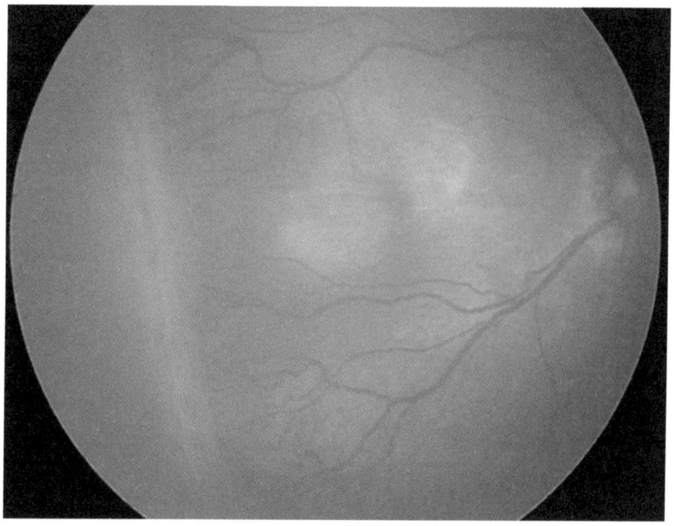

图 10-16　早产儿视网膜病变 3 期

4 期：局部视网膜脱离。

4A 期：中央凹未累及。

4B 期：中央凹受累及。

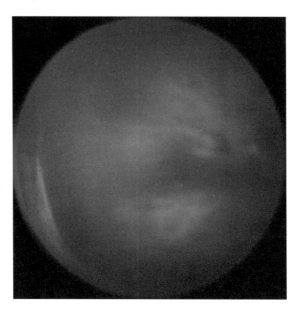

图 10-17　早产儿视网膜病变 4A 期

右眼 1 型 ROP 抗 VEGF 术后Ⅱ区局限性牵拉性视网膜脱离。图中眼底照相聚焦于视网膜嵴上，嵴后及后极部视网膜区域因离焦而模糊。

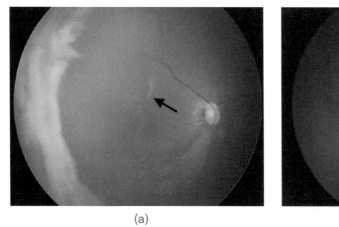 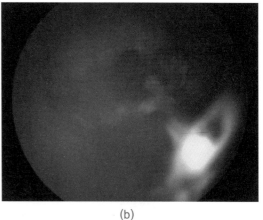

(a)　　　　　　　　　　　　　　　　　　　(b)

图 10-18　早产儿视网膜病变 4B 期

(a)：右眼抗 VEGF 术后 360° 环形收缩，形成右眼牵拉性浅视网膜脱离，累及黄斑，颞侧周边可见灰白色增殖及网膜，图中黄斑区弧形反光为视网膜脱离的边界（图中↗所指）；

(b)：左眼抗 VEGF 术后颞下显著增殖，牵拉视网膜脱离呈镰状皱襞样外观，玻璃体腔大量积血。

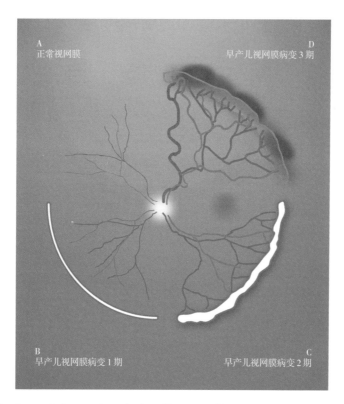

图 10-19　急性期（1-3 期）。1 期：在有血管和无血管视网膜交界处出现纤细、灰白色、平面的分界线；2 期：分界线增宽、隆起，形成突出于视网膜表面的、立体的嵴；3 期：嵴上新生血管及纤维组织增生，可有出血灶。

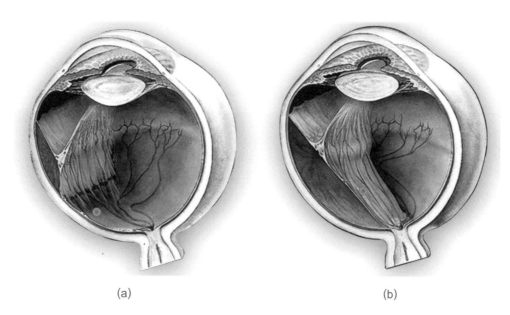

(a)　　　　　　　　　　　　　　　　　(b)

图 10-20　早产儿视网膜病变 4 期：因血管增殖牵拉导致的部分视网膜脱离；其中视网膜脱离未累及黄斑的为 4A 期 (a)，已累及黄斑者为 4B 期 (b)。

5 期：视网膜全脱离（见图 10-21）。

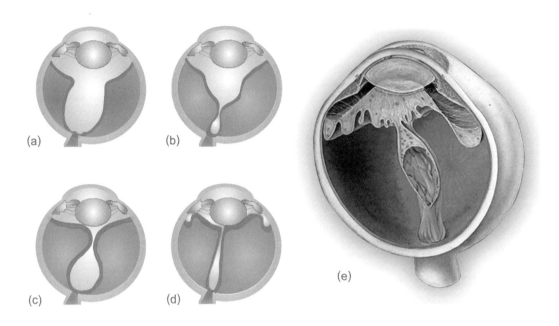

图 10-21　早产儿视网膜病变 5 期：视网膜全脱离，根据全脱离的构型分为 4 种，分别是开 – 开 (a)，开 – 闭 (b)，闭 – 开 (c)，闭 – 闭 (d)，5 期进展后期除了闭 – 闭构型的全视网膜脱离之外，还会联合晶体前移、前房消失、角膜混浊、眼球萎缩等改变 (e)。

改绘自 https://entokey.com/wp-content/uploads/2017/03/B9781455707379000618_f061-017-9781455707379.jpg

附加病变（Plus 病变）和附加前病变（Pre-Plus 病变）。

附加病变的定义是后极部视网膜多根血管显著的动脉迂曲和静脉扩张，它是早产儿视网膜病变严重程度的一项重要指标，可以出现在疾病的任何阶段（见图 10-22）。

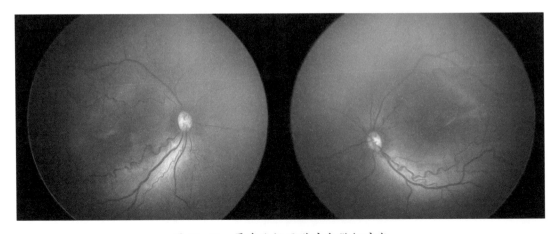

图 10-22　早产儿视网膜病变附加病变

　　附加病变的发展过程并不是有或无，而是一个连续的过程，附加前病变是指已具备部分附加病变表现但又不足以诊断的程度相对较轻的病变（见图 10-23）。

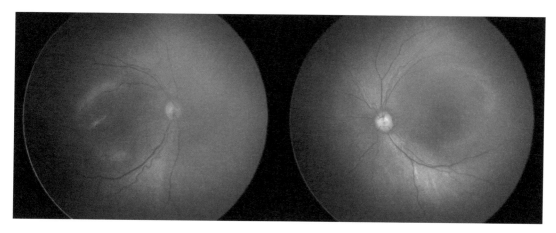

图 10-23　早产儿视网膜病变附加前病变

　　早产儿视网膜病变筛查的时机大多基于矫正胎龄的时间（见表 10-1），后续的检查则需要根据《早产儿视网膜病变国际分类》（见表 10-2）以及患儿的具体情况进行调整（见表 10-3）。

表 10-1　早产儿视网膜病变初筛时间

早产儿视网膜病变的推荐初筛时间		
出生胎龄（周）	初筛时间	
	矫正胎龄（周）	间隔时间（周）
22[a]	31	9
23[a]	31	8
24	31	7
25	31	6
26	31	5
27	31	4
28	32	4
29	33	4
30	34	4
>30 周但有高危因素者	—[b]	4

注：a. 出生胎龄为 22、23 周者因存活至矫正胎龄的人数较少，推荐初筛时间无循证医学证据，为暂时指南；
　　b. 根据合并症的严重程度考虑初筛时间。

表 10-2　早产儿视网膜病变国际分类

早产儿视网膜病变国际分类（ICROP）					
分区		分期			
Ⅰ区	以视盘为中心，视盘中心距中央凹距离 2 倍为半径的圆形区域	0 期	视网膜血管未成熟，但无早产儿视网膜病变		
Ⅱ区	Ⅰ区以外，以视盘为中心，视盘至鼻侧锯齿缘的距离为半径的环形区域	1 期	眼底视网膜颞侧周边部有血管区与无血管区之间出现明显分界线		
Ⅲ区	Ⅰ区、Ⅱ区以外剩余的月牙形区域	2 期	分界线区域隆起呈嵴样改变		
范围	所涉及时钟小时数	3 期	嵴上血管扩张增殖，纤维组织增生		
附加病变	后极部视网膜动脉血管扩张、静脉迂曲	4 期	部分视网膜脱离	4A 期	无黄斑脱离
				4B 期	有黄斑脱离
		5 期	全视网膜脱离		

表 10-3　早产儿视网膜病变随访时间

建议随访时间间隔	
1 周或小于 1 周	1. Ⅰ区或后极部Ⅱ区未成熟血管形成
	2. Ⅰ区 1 期或 2 期早产儿视网膜病变
	3. Ⅱ区 3 期早产儿视网膜病变
	4. 怀疑或存在急进性早产儿视网膜病变（AP-ROP）
1~2 周	1. 后极部Ⅱ区未成熟血管形成
	2. Ⅱ区 2 期早产儿视网膜病变
	3. 明确退化的Ⅰ区早产儿视网膜病变
2 周	1. Ⅱ区 1 期早产儿视网膜病变
	2. Ⅱ区未成熟血管形成
	3. 明确退化的Ⅱ区早产儿视网膜病变
2~3 周	1. Ⅲ区 1 期或 2 期早产儿视网膜病变
	2. 退化的Ⅲ区早产儿视网膜病变

3. 体征

眼底检查：明显的有 / 无血管灌注区分界线、周边视网膜无灌注、异常新生血管形成、纤维血管膜增殖、玻璃体积血、牵拉性视网膜脱离等。

FFA：可见周边视网膜无灌注区，有/无血管灌注区分界处异常新生血管吻合、渗漏；合并附加病变者可见后极部血管迂曲扩张，合并玻璃体积血者可见荧光遮蔽。

B 超：可发现玻璃体积血、视网膜脱离等病变。

4. 鉴别诊断

（1）家族性渗出性玻璃体视网膜病变：家族性渗出性玻璃体视网膜病变的眼底表现也具有周边视网膜存在无灌注区，继发新生血管形成、视网膜脱离等特征，易与早产儿视网膜病变混淆；但早产儿视网膜病变常发生于早产、低体重出生儿，具有吸氧史。家族性渗出性玻璃体视网膜病变常发生于足月产婴儿，视网膜血管走形异常、分支增多；一般有家族史，父母的 FFA 和基因检测有助于鉴别诊断（见图 10-24，详见 "11 家族性渗出性玻璃体视网膜病变"）。

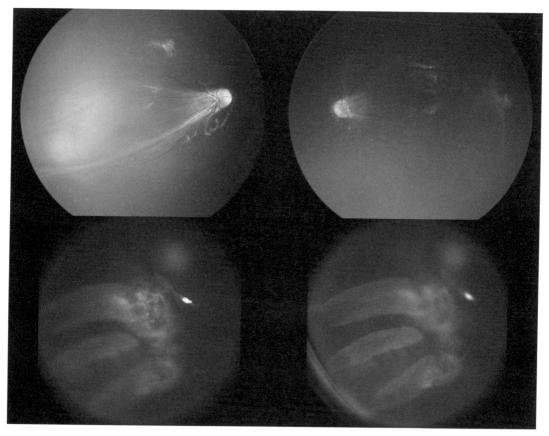

图 10-24　儿童广域数字眼底照相：双眼视盘色淡红，呈拖拽形态，颞侧血管走行直，有牵拉感，血管弓夹角明显变窄，右眼后极部可见条索状视网膜皱襞，左眼颞侧视网膜可见无血管区，有 / 无血管交界区域可见灰白色线状病灶。左眼晶状体部分区域白色改变，周边可见三个被拉长的睫状突。

（2）永存胚胎血管：永存胚胎血管晚期与早产儿视网膜病变表现相似，但多单眼发病，出现白瞳症和小眼球。前部型患者可见浅前房、白内障和被拉长的睫状突；后部型患者可见视网膜皱襞、视盘发育不良、黄斑区脱色素或色素沉着（见图10-25，详见 "5 永存胚胎血管"）。

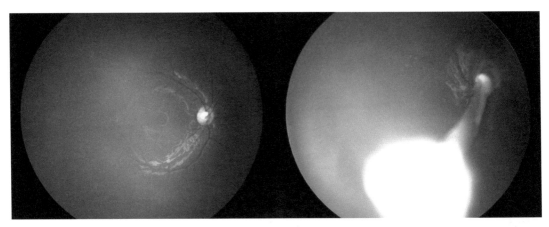

图 10-25　永存胚胎血管儿童广域数字眼底照相：右眼正常眼底；左眼玻璃体腔内粗大黄白色纤维条索，自视盘笔直延伸至晶状体后囊膜，呈点状附着（Mittendorf 点）。除此之外可见视网膜区域接近正常。

（3）Coats 病：Coats 病患儿眼底可见周边视网膜特征性的毛细血管迂曲扩张，部分患者可发生视网膜脱离，与早产儿视网膜病变难以鉴别。但 Coats 病多见于较大年龄男童，常为单眼发病，眼底可见大量白色或黄白色渗出，成簇胆固醇结晶沉着或出血，玻璃体一般透明，偶有轻度混浊（详见"12 Coats 病"）。

5. 诊断

通过有经验的技师及眼科医师对患儿进行眼底筛查，结合早产、吸氧、低体重等病史可加以诊断。对于胎龄和出生体重较大而眼底病变特别严重的患者，需考虑家族性渗出性玻璃体视网膜病变患儿伴早产，因而与早产儿视网膜病变混淆的可能性。必要时进行直系亲属眼底检查和基因检测以资鉴别。

6. 治疗

早期筛查、及时治疗是早产儿视网膜病变获得良好预后的关键。目前针对早产儿视网膜病变患儿常用的眼科治疗为玻璃体腔内注射抗 VEGF 药物、视网膜激光光凝以及冷冻。但对于治疗的选择，必须从患者的依从性、视网膜结构和功能的预后等多方面考虑。

对于 I 型早产儿视网膜病变和急进性早产儿视网膜病变而言，与激光治疗相比，抗 VEGF 的单药注射治疗操作简便、作用速度快，能够快速阻止其病变继续进展，是紧急治疗的优先选择，一般通过 2 次及以上的抗 VEGF 药物治疗足以控制病变；但若患儿家属依从性不好，或出现新生血管消退缓慢，及后极部出现牵拉倾向者，宜采用激光手术，但激光治疗将增加周边视野缺损、高度近视发生率上升等问题的风险；抗 VEGF 药物建议应用于 VEGF 升高的早产儿视网膜病变增殖阶段，如果治疗在 VEGF 水平下降时期，则可能促进结缔组织生长因子表达，导致纤维增生收缩，引起牵拉性视网膜脱离。因此对于早产儿视网膜病变的 4 期、5 期，玻璃体腔内注射抗 VEGF 药物应十分谨慎，通常需联合手术治疗。

7. 预后

大部分早期早产儿视网膜病变可自行消退或通过治疗后消退，少数急进性、晚期早产儿视网膜病变可并发大量玻璃体积血、视网膜脱离，视力预后很差。

早产儿视网膜病变患儿在病变退行后较大可能并发近视、散光等屈光问题，且近视发生早，进展时间长，屈光度常在 6D 以上，这一问题在视网膜激光光凝术后的患儿尤为突出。其可能原因与晶状体 – 虹膜隔的前移、激光瘢痕的收缩有关。另外，视网膜色素改变、格子样变性、视网膜裂孔及孔源性视网膜脱离的发生率均高于正常人。因此，早产儿视网膜病变实际上是一种终生性疾病，需要定期检查。

8. 本例的经验 / 教训 / 进展

早产儿视网膜病变的治疗存在重要的时间窗问题，及时地筛查和随访是成功治疗早产儿视网膜病变的关键。早产儿常合并全身各个系统的发育异常，需要新生儿科、新生儿重症监护室（neonatal intensive care unit，NICU）、眼科等多个科室的共同合作处理，以改善患儿预后。

参考文献

[1] Chiang MF, Quinn GE, Fielder AR, et al. International Classification of Retinopathy of Prematurity[J]. Ophthalmology, 2021,128(10):e51-e68.

[2] Aranda JV, Qu J, Valencia GB, et al. Pharmacologic interventions for the prevention and treatment of retinopathy of prematurity[J]. Semin Perinatol, 2019,43(6):360–366.

[3] 姜燕荣. 关注早产儿视网膜病变抗血管内皮生长因子药物治疗的结局和终点 [J]. 中华眼底病杂志, 2019(02): 115–118.

[4] Fierson WM, American Academy of Pediatrics Section on Ophthalmology, American Academy of Ophthalmology, et al. Screening Examination of Premature Infants for Retinopathy of Prematurity[J]. Pediatrics, 2018,142(6):e20183061.

[5] Kim SJ, Port AD, Swan R, et al. Retinopathy of prematurity: a review of risk factors and their clinical significance[J]. Surv Ophthalmol, 2018,63(5):618–637.

[6] Hartnett ME. Advances in understanding and management of retinopathy of prematurity [J]. Surv Ophthalmol, 2017,62(3):257−276.

[7] Hartnett ME. Retinopathy of Prematurity: Evolving Treatment with Anti-Vascular Endothelial Growth Factor[J]. Am J Ophthalmol, 2020,218:208−213.

[8] Brady CJ, D'Amico S, Campbell JP. Telemedicine for Retinopathy of Prematurity [J]. Telemed J E Health, 2020,26(4):556−564.

[9] Valikodath N, Cole E, Chiang MF, et al. Imaging in Retinopathy of Prematurity[J]. Asia Pac J Ophthalmol (Phila), 2019,8(2):178−186.

[10] Sankar MJ, Sankar J, Chandra P. Anti-vascular endothelial growth factor (VEGF) drugs for treatment of retinopathy of prematurity[J]. Cochrane Database Syst Rev, 2018,1(1):CD009734.

11 家族性渗出性玻璃体视网膜病变

familial exudative vitreoretinopathy, FEVR

一、病例信息

病例 1 8 月龄女性患儿，因"发现双眼斜视 5 个月"就诊。

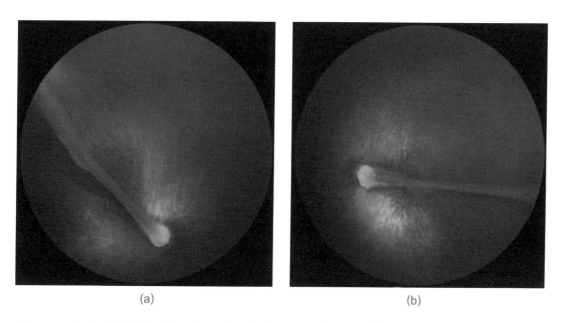

(a) (b)

图 11-1 儿童广域数字眼底照相：右眼［图 11-1(a)］及左眼［图 11-1(b)］可见双眼对称的牵拉性视网膜脱离，颞侧视网膜折叠呈条索状（镰状皱襞），自视盘发出，经颞侧向周边玻璃体延伸。

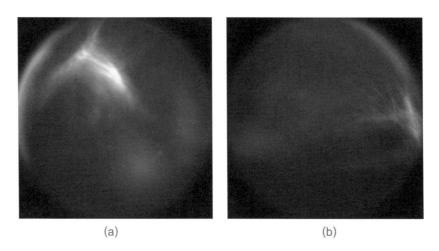

(a)　　　　　　　　　　　(b)

图 11-2　儿童广域数字眼底照相：图中的家族性渗出性玻璃体视网膜病变患儿，调整拍摄焦点聚焦于晶体后，可见延伸至周边的皱襞前端为呈 T 字形附着于晶体后的灰白色膜状物，膜内未见血管结构，未见睫状突拉长。

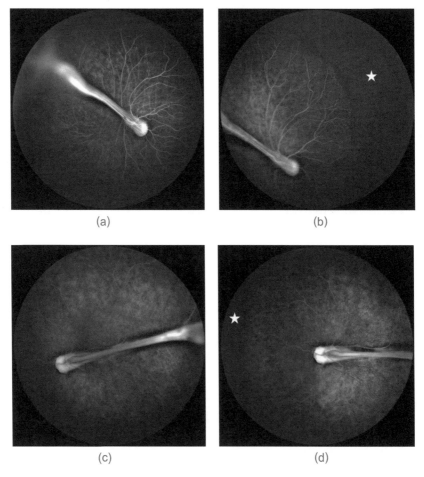

(a)　　　　　　　　　　　(b)

(c)　　　　　　　　　　　(d)

图 11-3　FFA：自视盘发出、经颞侧延伸至周边的增殖条索与视网膜血管同步荧光显影，呈高荧光，视网膜周边血管无灌注区（图中★所指）。

病例 2 　4 岁男性患儿，因"发现右眼视力差 20 余天"就诊。

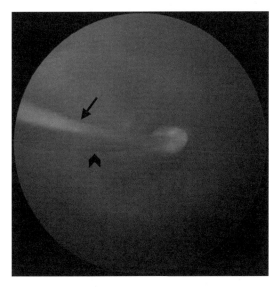

图 11-4　儿童广域数字眼底照相：右眼视盘前视网膜组织条索状折叠（镰状皱襞，图中 ↗ 所指），自颞侧延伸至周边玻璃体，牵拉视盘向颞侧移位。皱襞根部可见局部色素的紊乱（图中 ↰ 所指）。

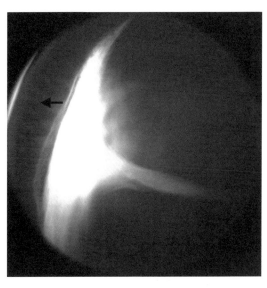

图 11-5　儿童广域数字眼底照相：聚焦晶体后部平面可见皱襞在晶体后呈宽而紧密的附着，对应区域睫状突拉长（图中 ↗ 所指）。

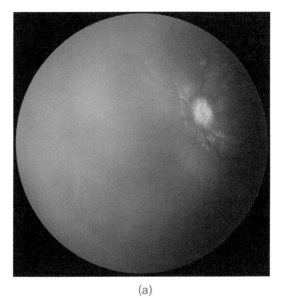

(a)

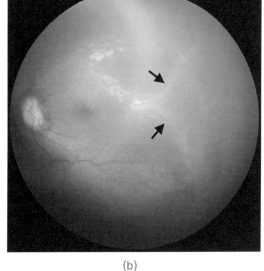

(b)

图 11-6　儿童广域数字眼底照相：左眼颞侧、鼻侧周边网膜可见无血管区，有/无血管区交界处部分区域可见灰白色线状病灶，颞侧病灶（图中 ↗ 所指）分布呈 V 字形态（V 征）。

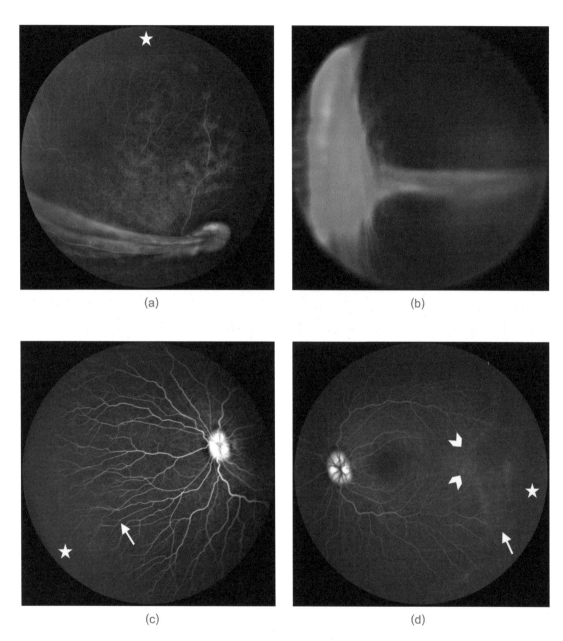

(a)

(b)

(c)

(d)

图 11-7　FFA：双眼视网膜周边可见血管无灌注区（图中★所指），以颞侧为主。周边视网膜小血管分支增多、分布密集且变直（图中↗所指），呈垂柳状，血管末端呈截断样，少许荧光渗漏，右眼视盘前增殖条索荧光显影、部分荧光渗漏。左眼颞侧周边可见 V 征（图中➤所指），视网膜血管越过该区域向周边生长。

建议患儿父母分别完善 FFA 检查，如图 11-8、图 11-9、图 11-10 所示。

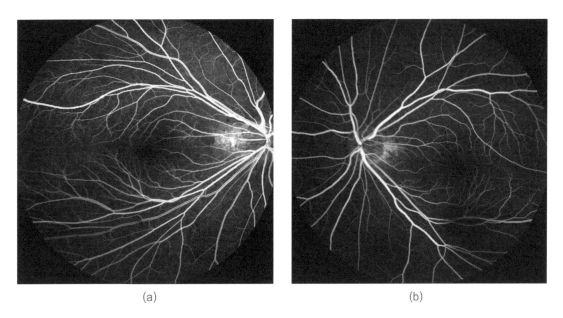

(a)　　　　　　　　　　　　　　　　(b)

图 11-8　患儿母亲 FFA：双眼后极部血管弓夹角变窄，血管分支较多，走行变直，向颞侧牵拉，呈毛刷状。

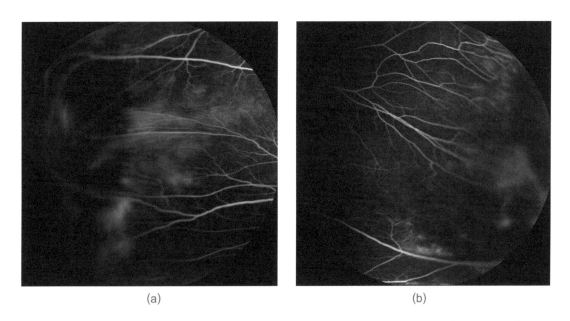

(a)　　　　　　　　　　　　　　　　(b)

图 11-9　患儿母亲 FFA：周边血管无灌注区，有 / 无灌注交界区视网膜血管增生，血管末端荧光渗漏，周边小血管分支明显增多伴牵拉感。

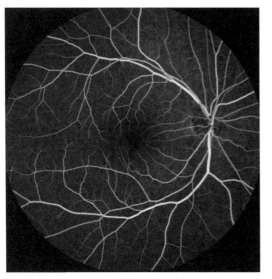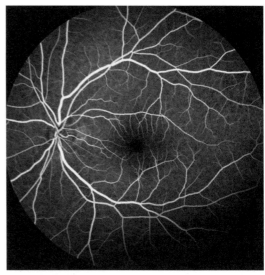

图 11-10　患儿父亲 FFA：基本正常。

病例3　6 岁女性患儿，因"发现右眼视力差 2 年多，左眼视力差 8 个多月"就诊。

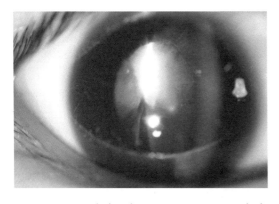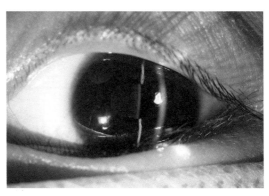

图 11-11　眼前节照相：右眼可见视网膜条索
自颞侧直接紧密粘连于晶体后囊，牵拉晶体
变形移位（验光提示 600° 散光）。

图 11-12　眼前节照相：左眼前节照相基本正常。

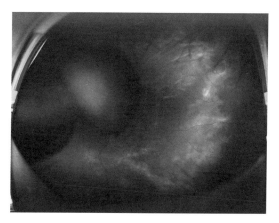

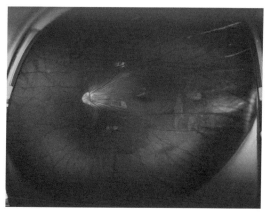

图 11-13　超广角激光扫描眼底照相：术前右眼可见自颞侧累及视轴的灰白色晶体后病灶，遮挡黄斑区域，视网膜广泛脱离，可见视网膜下方及鼻侧渗出。

图 11-14　超广角激光扫描眼底照相：左眼呈现视盘拖曳形态，局部视网膜有色素增殖及脱失。

患儿全麻下行右眼晶状体切除 + 视网膜前膜切除术；左眼随访多次病灶稳定。

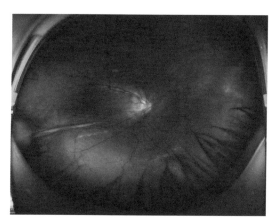

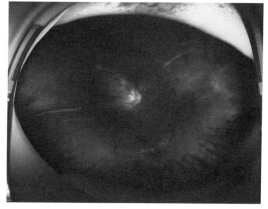

图 11-15　超广角激光扫描眼底照相：术后10天灰白色晶体后病灶去除，黄斑区域显露，视网膜脱离较前低平，网膜鼻侧渗出好转，下方仍残留少量渗出。

图 11-16　超广角激光扫描眼底照相：术后1个月右眼灰白色晶体后病灶基本消失，黄斑区域拖曳情况基本如前，鼻侧视网膜脱离基本平复，后极部及下方视网膜下仍残留少量下液及渗出。

基因名称	OMIM编号	遗传方式	HG19位置	转录本	核苷酸与氨基酸改变	合子状态	人群频率	ACMG变异分类	相关疾病/文献	来源
LRP5	603506	AD/AR	chr11:68204434	NM_002335	c.4078G>A (p.D1360N)	杂合	<0.001	3类-意义未明	渗出性玻璃体视网膜病4型/骨内骨增生症/骨硬化病1型/骨质疏松-假神经胶质瘤综合征/骨质疏松症/骨硬化/van Buchem病2型/多囊性肝病可伴肾囊肿	父亲(杂合)
*KIF11	148760	AD	chr10:94397149	NM_004523	c.2007A>T (p.E669D)	杂合	<0.001	3类-意义未明	小头畸形可伴脉络膜视网膜病变-淋巴水肿或精神发育迟缓	父亲(杂合)

图 11-17　全外显子基因检测显示患儿携带的 LRP5 和 KIF11 两种与家族性渗出性玻璃体视网膜病变相关的基因突变，均来自父亲。

二、诊断

病例 1: 双眼家族性渗出性玻璃体视网膜病变（双眼 4B 期）

病例 2: 双眼家族性渗出性玻璃体视网膜病变（右眼 4B 期，左眼 1 期）

病例 3: 双眼家族性渗出性玻璃体视网膜病变（右眼 3B 期，左眼 1 期）

三、疾病简介

家族性渗出性玻璃体视网膜病变是由 Criswick 和 Schepens 于 1969 年首先提出并予以命名的一种遗传性玻璃体视网膜疾病。既往多被认为是一种罕见病，但近年来随着新生儿眼底筛查技术的不断提高，发现家族性渗出性玻璃体视网膜病变的发病率高达 1%，且其临床表现多样、无明显症状、可双眼轻重不一，家族内个体异质性也大，易被误诊或漏诊，严重者可引起失明，为患儿及患儿家庭带来严重影响。

1. 病因

家族性渗出性玻璃体视网膜病变是一种遗传性玻璃体视网膜疾病，其主要遗传方式为常染色体显性遗传，近年来也发现了常染色体隐性以及 X 连锁隐性遗传方式。目前已发现的致病基因有 LRP5、NDP、FZD4、TSPAN12、ZNF408、KIF11、FED4 等。

2. 症状

常表现为双眼视力下降。儿童可因白瞳症、不追物、斜视等症状被监护人发现，但也可直到成年不表现出任何症状。通常发病年龄越小，疾病程度越严重。

3. 体征

眼底检查多发现颞侧周边部血管无灌注区、异常新生血管形成以及增殖性病变等。与早产儿视网膜病变不同，该病的有 / 无血管交界处无明显的嵴样病变，典型的新生血管可呈刷状、簇样结构。双眼病变可不对称，也可并发视网膜皱襞、玻璃体积血、牵拉性渗出性视网膜脱离等。FFA 检查可清楚地观察视网膜血管的情况，能发现早期无灌注区，检出无症状者、明确病变范围，以协助诊断、指导治疗。

分期（见表 11-1）：

1 期 周边部视网膜出现无血管区，颞侧多见，病变边缘视网膜增厚，但无新生血管；

2 期 无血管区处出现视网膜下或内异常渗出和新生血管，可伴或不伴渗出性视网膜脱离；

3 期 出现未累及黄斑的部分视网膜脱离；

4 期 累及黄斑部的部分视网膜脱离；

5 期 视网膜全脱离，继发性青光眼。

表 11-1　家族性渗出性玻璃体视网膜病变临床特征分期

家族性渗出性玻璃体视网膜病变分期		临床特征
1 期		周边无血管区
2 期		视网膜新生血管
	2A	不伴渗出
	2B	伴有渗出
3 期		黄斑在位的视网膜脱离
	3A	渗出为主
	3B	牵拉为主
4 期		部分视网膜脱离累及黄斑
	4A	渗出为主
	4B	牵拉为主
5 期		完全性视网膜脱离

4. 鉴别诊断

（1）早产儿视网膜病变：早产儿视网膜病变与家族性渗出性玻璃体视网膜病变均以周边视网膜血管发育异常为主要表现（见图 11-18），两者表现相似，前者有早产、吸氧史，无家族性渗出性玻璃体视网膜病变家族史，后者见于足月儿，无吸氧史。在两者之间的难以鉴别的病例，应检查父母的 FFA 及相关基因检查，以制订合理的诊疗及随访计划。

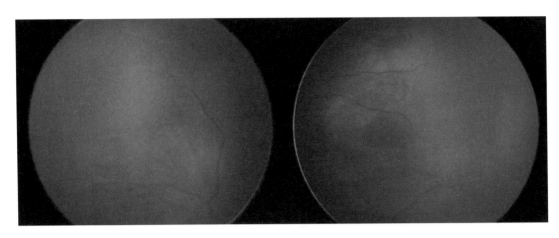

图 11-18　早产儿视网膜病变患儿中类似于家族性渗出性玻璃体视网膜病变的周边视网膜无血管区，但视网膜血管分支及走行基本正常。

（2）Norrie 病：Norrie 病是一种 X 连锁隐性遗传病，基因检测可发现 Norrie 病的致病基因定位于 Xp11.3，眼部表现为晶状体混浊，玻璃体黄色团块状混浊，有时与晶状体混浊相连，全身可有智力发育障碍及进行性耳聋（见图 11-19）。

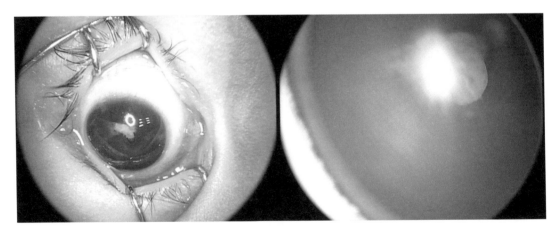

图 11-19　患儿足月出生，双眼晶体混浊，右眼眼底无法窥入，左眼表现为视网膜挛缩呈条索状，基因证实为 Norrie 病。

5. 诊断

通过有经验的技师及眼科医师对患儿进行眼底筛查，结合家族史、基因检测可加以诊断。

6. 治疗

激光是治疗家族性渗出性玻璃体视网膜病变的主要方式，其疗效持久，相比于抗 VEGF 治疗，激光治疗能更有效地减轻玻璃体视网膜牵拉。抗 VEGF 治疗可能有助于减少家族性渗出性玻璃体视网膜病变中的渗出物和新生血管，但也可能会加剧玻璃体牵拉视网膜引起脱离。因此，抗 VEGF 治疗可以作为手术前的一种辅助方式，减少术中出血概率。

手术治疗：以渗出为主的视网膜脱离 (分期为 3A、4A) 或牵拉位于极周边赤道部时，首选巩膜扣带术。以牵拉为主的视网膜脱离 (分期为 3B、4B)，首选玻璃体切除术。当纤维血管增殖附着在晶状体后囊时，也需行晶状体切除术。当纤维血管增殖范围超过 2 个象限时，多采用玻璃体切除术。对于预后不良的第 5 期视网膜脱离，可以考虑观察。

7. 预后

家族性渗出性玻璃体视网膜病变是一种终生、遗传性疾病，其进展是不可预测的，因此需要定期随访，并在育龄期进行遗传咨询、家庭成员筛查，争取早发现、早诊断、早治疗，才能获得良好的预后。

8. 本例的经验 / 教训 / 进展

早发现、早治疗、定期随访是治疗家族性渗出性玻璃体视网膜病变的重要原则。同时，家庭成员的筛查、育龄期的遗传咨询也十分重要。

参考文献

[1] Tauqeer Z, Yonekawa Y. Familial Exudative Vitreoretinopathy: Pathophysiology, Diagnosis, and Management[J]. Asia Pac J Ophthalmol (Phila), 2018,7(3):176-182.

[2] Gan NY, Lam WC. Retinal detachments in the pediatric population[J]. Taiwan J Ophthalmol, 2018,8(4):222-236.

[3] Chen KJ, Wang NK, Wu WC. Familial Exudative Vitreoretinopathy[J]. JAMA Ophthalmol, 2017,135(4):e165487.

[4] Wood EH, Drenser KA, Capone A Jr. Diagnosis and Management of Familial Exudative Vitreoretinopathy: A Lifelong, Progressive, and Often Asymmetric Disease[J]. JAMA Ophthalmol, 2019,137(9):1059-1060.

[5] El-Khoury S, Clement A, Chehaibou I, et al. Outcome and risk factors of vitreoretinal surgery in pediatric patients with familial exudative vitreoretinopathy[J]. Graefes Arch Clin

Exp Ophthalmol, 2020,258(8):1617−1623.

[6]　Marchese A, Rabiolo A, Bandello F, et al. Familial Exudative Vitreoretinopathy Imaged with Optical Coherence Tomography Angiography[J]. Ophthalmic Surg Lasers Imaging Retina, 2018,49(9):e112−e113.

[7]　Gilmour DF. Familial exudative vitreoretinopathy and related retinopathies[J]. Eye (Lond), 2015,29(1):1−14.

[8]　Sızmaz S, Yonekawa Y, et al. Familial Exudative Vitreoretinopathy[J]. Turk J Ophthalmol, 2015,45(4):164−168.

12 Coats 病

一、病例信息

病例 1　4岁男性患儿，因"发现左眼视力差有半年"就诊。视力检查欠合作。

眼压：OD 23 mmHg，OS 16 mmHg。全麻下行双眼 FFA + 左眼光凝 + 眼内注药（阿柏西普）术。

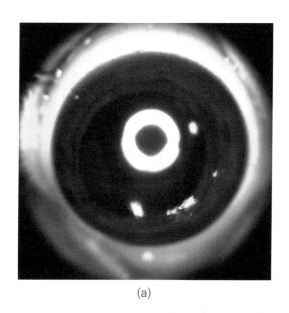

(a)

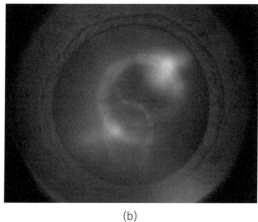

(b)

图 12-1　眼前节照相

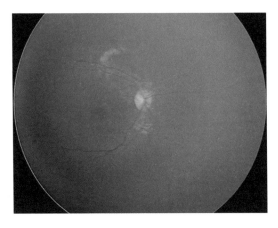

图 12-2　儿童广域数字眼底照相：右眼眼底形态基本正常。

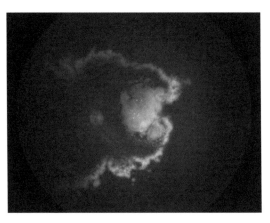

图 12-3　儿童广域数字眼底照相：左眼颞侧周边视网膜血管末端迂曲、扩张，视网膜内及视网膜下大片黄白色脂质样渗出。

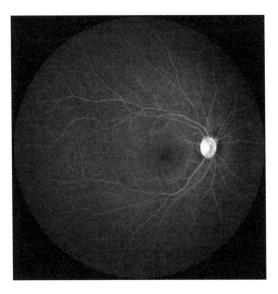

图 12-4　FFA：右眼未见异常。

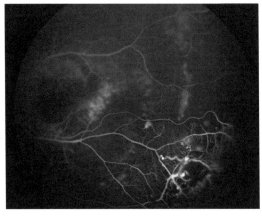

图 12-5　FFA：左眼视网膜末端多处小血管迂曲，球样、腊肠样扩张，管壁可见荧光素渗漏，周边大范围毛细血管闭锁、无灌注区。

病例 2　26 岁男性，因"发现右眼视力下降 2 个月"就诊。

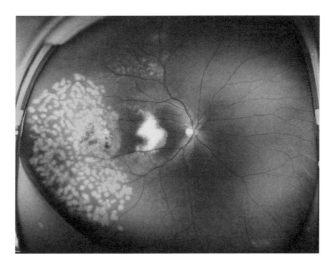

图 12-6　超广角激光扫描眼底照相：右眼可见黄斑颞侧囊泡样、螺旋样、成簇异常扩张的毛细血管，病灶局部及黄斑区致密脂质渗出沉积。患眼其他区域及对侧眼眼底完全正常。予以激光光凝颞侧异常扩张的毛细血管及周边网膜灌注异常区域，光凝术后即时眼底像。

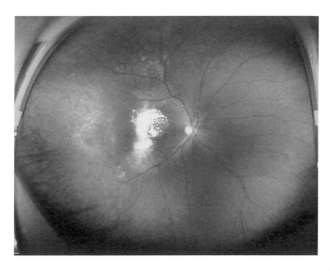

图 12-7　超广角激光扫描眼底照相：激光光凝术后 3 个月，激光斑反应良好，异常扩张血管闭塞消退，黄斑区渗出减少。

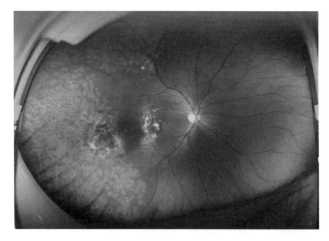

图 12-8　超广角激光扫描眼底照相：激光光凝术后 1 年，激光斑反应良好，异常扩张血管消退、瘢痕化，黄斑区渗出显著减少。

二、诊断

病例 1：左眼 Coats 病

病例 2：成人右眼 Coats 病并激光术后

三、疾病简介

Coats 病是由 Coats 在 1908 年首次提出的，以视网膜毛细血管扩张及微血管瘤形成，并伴有视网膜内及网膜下渗出为特征的一种特发性病变。该病男性的发病率是女性的 3 倍，临床上 90% 以上的患者为单眼发病，大约 2/3 的患者在 10 岁前发病。

1. 病因

目前，Coats 病的发病机制尚不明确，其可能原因如下。

（1）视网膜血管异常：视网膜血管周细胞和内皮细胞异常，相应视网膜闭塞、缺血，导致血 – 视网膜屏障被破坏，动脉瘤形成、血管渗漏，发生渗出性视网膜脱离。

（2）细胞因子改变：Coats 病患者的房水、玻璃体和视网膜下液中均可检测到极高水平的 VEGF，推测 VEGF 介导的血管渗漏和异常新生血管形成可能参与了 Coats 病的发病。

（3）基因表达异常：有学者通过检测 Coats 病患者的视网膜组织发现其视网膜发育过程中 NDP 基因体细胞突变。且在去除 NDP 基因的小鼠视网膜中可观察到视网膜血管发育受阻、微动脉瘤的形成。但对 22 例中国 Coats 病患儿进行 NDP 基因检测，并未发现有意义的 NDP 基因突变。目前还有针对 TERC、ABCA4、RCBTB1、PANK2、CRB1、FZD4 基因进行的研究，但至今仍没有大样本的研究确证 Coats 病与某种特定基因有明确的因果关系。

2. 症状

常因患儿家长发现婴幼儿患眼斜视、白瞳,或学龄期检查发现视力低下就诊。成年患者常不伴斜视。

3. 体征

眼底检查的典型表现为:视网膜毛细血管迂曲、瘤样扩张,新生血管形成,伴有境界清楚、富含脂质的黄色视网膜下渗出;进展期病例可见出血性网膜囊肿、玻璃体积血、渗出性视网膜脱离等。较重的患者可出现虹膜睫状体炎、白内障、新生血管性青光眼等并发症,导致眼球痨。

FFA 特征性表现为:多发、局限性毛细血管扩张、毛细血管闭锁、毛细血管瘤、异常交通支,血管壁串珠样变。早期就可出现渗漏,晚期伴有显著的荧光素渗漏。

影像学检查:B 超可协助鉴别视网膜母细胞瘤钙化灶;CT 能显示眼球内部形态及视网膜下渗出的密度;MRI 能进一步显示眼部软组织结构。

由 Shields 等人提出的 Coats 病分期如表 12-1 所示。

表 12-1　Coats 病眼部表现分期

分期	眼部表现	流行病学
1 期	仅有毛细血管扩张 (T)	1%
2 期	毛细血管扩张和渗出 (T+E)	14%
	A:渗出位于中央凹外	8%
	B:渗出位于中央凹	6%
3 期	渗出性视网膜脱离 (T+E+D)	68%
	A:局限性视网膜脱离	38%
	a:未累及中央凹	19%
	b:累及中央凹	19%
	B:完全性视网膜脱离	30%
4 期	完全性视网膜脱离合并继发性青光眼 (T+E+D+G)	15%
5 期	疾病终末期 (眼球萎缩)(T+E+D+G+P)	2%

4. 鉴别诊断

幼年 Coats 病需与其他能引起白瞳症或斜视的疾病进行鉴别:如视网膜母细胞瘤、永存胚胎血管、早产儿视网膜病变、家族性渗出性玻璃体视网膜病变、先天性白内障、Norrie 病等(见表 12-2)。

表 12-2　可以表现为 Coats 样眼底改变的临床疾病

可以表现为 Coats 样眼底改变的临床疾病	
系统性疾病	肌营养不良症；Turner 综合征；表皮痣综合征 Cornelia de Lange 综合征；Alport 综合征 Senior-Loken 综合征（家族性肾 - 视网膜营养不良） 13q 缺失综合征；肾移植后 Ch3 反转 Hallermann-Streiff 综合征；再生障碍性贫血 多发性血管瘤；鼻黏膜毛细血管扩张 骨质疏松症假性胶质瘤综合征 局灶性节段性肾小球硬化
可以表现为少年 Coats 样表现的疾病	视网膜母细胞瘤；视网膜脱离 Norrie 病；永存原始玻璃体增生症 眼部弓蛔虫病；视网膜毛细血管血管瘤病 视网膜海绵状血管瘤病；血管增生性肿瘤 家族性渗出性玻璃体视网膜病变
可在任何年龄表现为 Coats 样表现的疾病	视网膜分支静脉阻塞；Eales 病；血管炎 肿瘤伴渗出；糖尿病视网膜病变伴有脂质渗出 眼弓形虫病；牵牛花视盘异常； 特发性视网膜神经胶质增生；视网膜发育不良 1 型特发性黄斑旁毛细血管扩张 视网膜色素变性；视网膜大动脉瘤 视网膜毛细血管瘤病；家族性渗出性玻璃体视网膜病变；任何产生渗出的血管病变 视网膜前膜继发性渗出

（1）视网膜母细胞瘤：儿童最常见的眼内恶性肿瘤，亦可表现为白瞳症而首诊，眼底表现为视网膜黄白色肿物，表面分布新生血管，肿块内可形成钙化，也会形成玻璃体腔种植（见图 12-9）。

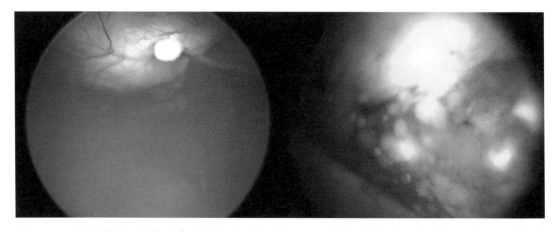

图 12-9　视网膜母细胞瘤儿童广域数字眼底照相：视网膜下黄白色实性肿物，表面可见丰富血管，肿物表面及其附近玻璃体腔内可见大量粉尘状、绒球状肿瘤细胞播散种植。

（2）Coats 样改变（Coats-like）：多种视网膜色素性疾病、眼内肿瘤、视网膜血管炎、脉络膜炎等均可引起眼底类 Coats 样的改变，如视网膜色素变性、Leber 先天性黑矇、黑色素瘤、家族性视网膜大动脉瘤、色素性视网膜炎等。这种非特异性的改变往往对诊断与治疗提出了更大的挑战，视网膜的广泛渗出和新生血管的形成往往难以处理，容易复发，提示该疾病预后不佳。

视网膜色素变性合并 Coats 样改变病例：

20 岁女性患者，因"视力不佳 10 余年，左眼视力渐降 10 余天"就诊。

既往已被诊断为双眼"视网膜色素变性"10 余年，有"视网膜色素变性"家族史。

眼科检查：Vod 0.9，Vos 0.04，眼压：右眼 16 mmHg，左眼 14 mmHg。

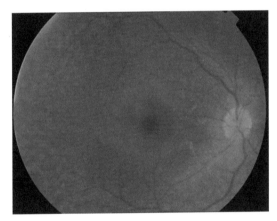

图 12-10　眼底照相：右眼视网膜广泛色素紊乱，色素脱失与增生相间，符合视网膜色素变性的临床特征。

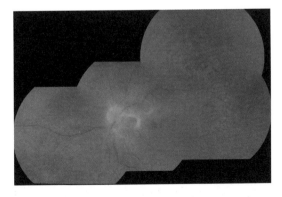

图 12-11　眼底照相拼图：左眼视网膜广泛色素紊乱，符合视网膜色素变性的临床特征。视盘与黄斑之间可见灰白色增殖膜。

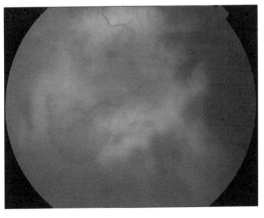

图 12-12　眼底照相：左眼下方可见局灶性血管扩张，局部视网膜脱离，伴网膜下黄白色脂质渗出，类似 Coats 样改变。

（3）Coats plus 综合征：Coats plus 综合征是由于 CTCI 基因突变引起端粒功能、结构的改变，继发多器官功能损害的罕见疾病，多为常染色体隐性遗传。以儿童早期颅内钙化、脑白质病变、视网膜毛细血管扩张、渗出为特征，同时可伴发骨质疏松、复发性骨折、骨髓抑制、胃肠道出血等。

眼科患者常因双眼视力不佳就诊。眼底检查可发现双眼 Coats 样眼底，即视网膜血管迂曲扩张，血管异常吻合、渗出，可伴有新生血管形成、无灌注区、玻璃体积血、牵拉性视网膜脱离等。FFA 显示异常的血管吻合襻，视网膜周边无灌注区，视网膜新生血管形成伴荧光素渗漏。早期筛查 CTCI 基因并进行全身影像学检查，有助于疾病的诊断。若患者临床症状进行性加重，需要进行及时的干预处理，如视网膜光凝、冷冻、眼内注射抗 VEGF 药物、玻璃体切除术、外科手术切除压迫性颅内囊肿等。

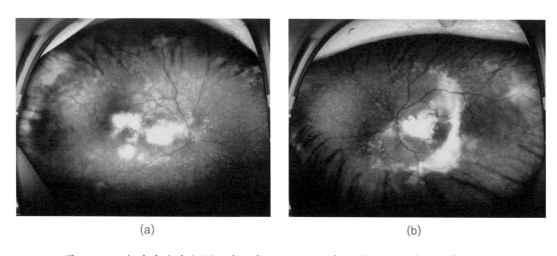

(a)   (b)

图 12-13　超广角激光扫描眼底照相：双眼后极部形态不规则黄白色渗出灶。

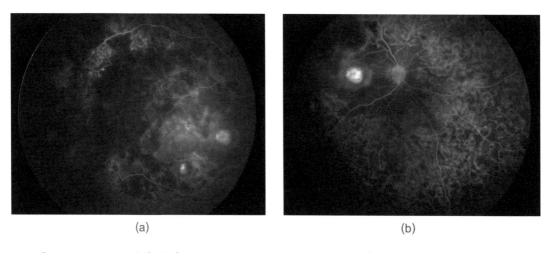

(a)   (b)

图 12-14　FFA：激光治疗 2 个月后，右眼颞上方可见荧光渗漏，血管末梢分支增多。

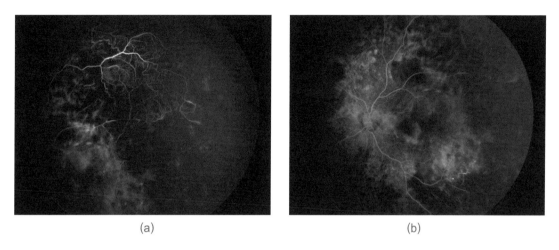

图 12-15　FFA：激光治疗 2 个月后，左眼黄斑区上方可见荧光渗漏，颞侧偏上血管迂曲、分支增多，可见少量荧光渗漏。

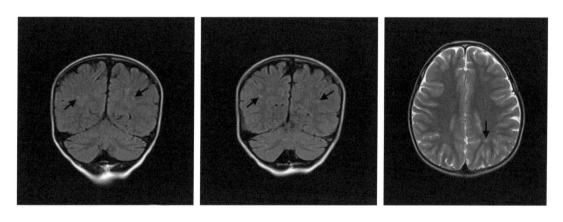

图 12-16　头颅核磁：颅内多发脑白质病变（图中 ↗ 所指）。

变异编号	基因名	染色体位置（hg19）	dbSNP ID	变异命名	gnomAD_EAS 人群频率	ACMG 变异评级	相关疾病（OMIM.遗传方式）	合子类型	亲属检测结果	
									父亲	母亲
1	CTC1	chr17:8132747	rs770939884	CTC1:NM_025099:exon19:c.3029T>A:p.I1010N	0	临床意义未明	脑脊髓微血管病伴钙化囊肿（612199, AR）	杂合	/	/

图 12-17　基因检测显示患者携带 CTC1 基因突变。

成人 Coats 病需与 Eales 病、糖尿病性视网膜病变、渗出性眼内肿瘤、特发性黄斑旁毛细血管扩张、胶原血管病等鉴别（见表 12-2）。

5. 诊断

Coats 病也可经由有经验的检查者用间接检眼镜检查后确诊。Retcam、FFA 等检查可发现其典型眼部特征并协助诊断；对于一些双眼发病的特殊病例，需要积极排查全身疾病，以协助诊断 Coats Plus 综合征。

6. 治疗

Coats 病的治疗指征为：渗出范围较大且不断进展，危及中心视力，或出现显著并发症。治疗原则为直接封闭异常渗漏的血管，积极处理并发症，使渗出渐渐吸收。

冷冻可以治疗赤道部到锯齿缘的病变。光凝可用于治疗赤道部以后，且无严重视网膜下渗出的病例。通常需要在 4~6 周内进行 2~3 次治疗以彻底消除异常血管。对于并发视网膜脱离患者，建议采用环扎、视网膜下放液、激光、冷凝等多种方法联合治疗，以挽救视力。

7. 预后

一般来说，未引起并发症且渗出未涉及黄斑区的病例通过及时地治疗可以有效保存视力，而对于黄斑受累、引起并发症的晚期 Coats 病患者而言，疾病预后往往很差。即使通过积极治疗，Coats 病仍有复发的可能。因此建议患者根据病变的活跃程度定期随访，如有复发病灶应及时处理，以免病情进展。

8. 本例的经验／教训／进展

Coats 病的治疗是一个长期的系统工程。双眼 Coats 病患儿需考虑 Coats Plus 综合征的可能性，需进行全身特别是头部的详细排查。

参考文献

[1] Sen M, Shields CL, Honavar SG, et al. Coats disease: An overview of classification, management and outcomes[J]. Indian J Ophthalmol, 2019,67(6):763−771.

[2] Yang X, Wang C, Su G. Recent advances in the diagnosis and treatment of Coats' disease [J]. Int Ophthalmol, 2019,39(4):957−970.

[3] Kusaka S. Surgical Management of Coats Disease[J]. Asia Pac J Ophthalmol (Phila),2018,7(3):156−159.

[4] Adeniran JF, Duff SM, Mimouni M, et al. Treatment of Coats' disease: an analysis of

pooled results[J]. Int J Ophthalmol, 2019,12(4):668−674.

[5] Moinuddin O, Sathrasala S, Jayasundera KT, et al. Coats-like Exudative Vitreoretinopathy in Retinitis Pigmentosa: Ocular Manifestations and Treatment Outcomes[J]. Ophthalmol Retina, 2021,5(1):86−96.

[6] Sigler EJ, Randolph JC, Calzada JI, et al. Current management of Coats disease[J]. Surv Ophthalmol, 2014,59(1):30−46.

[7] Grosso A, Pellegrini M, Cereda MG, et al. Pearls and pitfalls in diagnosis and management of coats disease[J]. Retina, 2015,35(4):614−623.

[8] Collin A, Lecler A. Coats Plus Syndrome[J]. JAMA Neurol, 2019,76(4):501.

[9] Crow YJ, McMenamin J, Haenggeli CA, et al. Coats' plus: a progressive familial syndrome of bilateral Coats' disease, characteristic cerebral calcification, leukoencephalopathy, slow pre-and post-natal linear growth and defects of bone marrow and integument[J]. Neuropediatrics, 2004,35(1):10−19.

[10] Ray R, Barañano DE, Hubbard GB. Treatment of Coats' disease with intravitreal bevacizumab[J]. Br J Ophthalmol, 2013,97(3):272−277.

色素性异常

13 瞳孔残膜

persistent pupillary membrane, PPM

一、病例信息

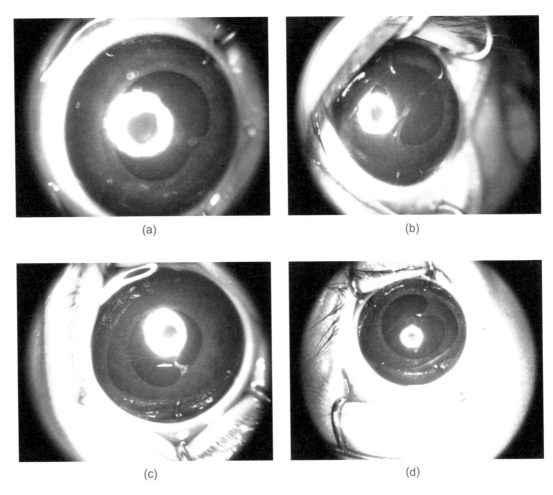

(a)

(b)

(c)

(d)

图 13-1 眼前节照相：丝状瞳孔残膜起始位置、形态各异，一端与虹膜卷缩轮相连，另一端可与晶体前囊膜相连，或跨越瞳孔与对侧卷缩轮相连，与晶状体前囊膜相连者，一般可见附着部位晶状体呈白色点状混浊。

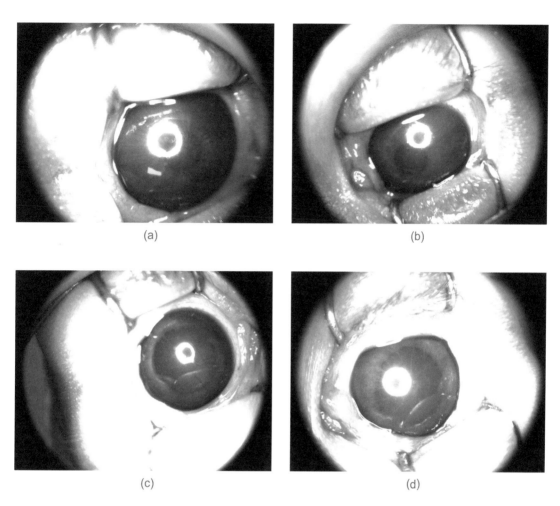

(a)

(b)

(c)

(d)

图 13-2　眼前节照相：膜状瞳孔残膜，一端附着于虹膜卷缩轮，一端于晶状体前囊膜前汇聚成不规则膜状，散瞳后同前。

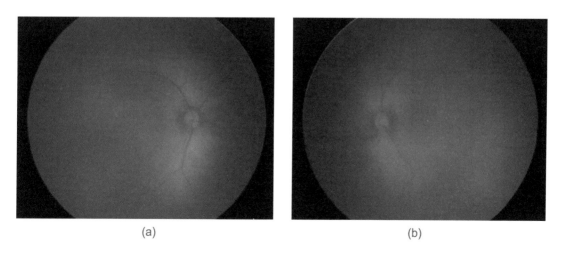

(a)

(b)

图 13-3　儿童广域数字眼底照相：眼底模糊可见，未见明显异常。

二、诊断

瞳孔残膜

三、疾病简介

1. 病因

瞳孔残膜是常见的虹膜先天性形态发育异常。胎儿期，富含血管的中胚叶完全覆盖于晶状体表面，发育至 28 周时，中央部较薄部分被完全吸收形成瞳孔。瞳孔残膜为胎儿期晶状体表面中胚叶组织吸收不完全所残余部分，形态可因人而异、变化多端。

2. 症状

瞳孔残膜一般不影响视力发育和瞳孔运动，致密较厚的瞳孔残膜可能影响视力发育。

3. 体征

有丝状和膜状两种形态。表现为一端连接于虹膜卷缩轮，另一端跨过瞳孔连接于对侧虹膜卷缩轮，或连接于晶状体前囊膜。附着于晶状体前时可在附着点处表现为白色点状混浊。

4. 鉴别诊断

儿童前葡萄膜炎的纤维渗出：儿童前葡萄膜炎体征可有睫状充血、角膜后沉着物、前房闪辉、前房细胞和虹膜粘连。症状有眼红、眼痛和视力下降。

5. 诊断

通过裂隙灯或直接检眼镜即可诊断。

6. 治疗

大多数瞳孔残膜均不影响视力，不需要特殊处理，个别严重者可能影响视力发育时，可考虑行激光或手术治疗。

7. 预后

本病基本上无须治疗，预后良好。

8. 本例的经验 / 教训 / 进展

无

参考文献

[1] Gokhale V, Agarkar S. Persistent Pupillary Membrane[J]. N Engl J Med, 2017,376(6):561.

[2] Oner A, Ilhan O, Dogan H. Bilateral extensive persistent pupillary membranes[J]. J Pediatr Ophthalmol Strabismus, 2007,44(1):57−58.

[3] Chang M, Ancona-Lezama D, Shields CL. Vascular perfusion in persistent pupillary membrane of the iris[J]. Indian J Ophthalmol, 2019,67(10):1704−1705.

[4] Lambert SR, Buckley EG, Lenhart PD, et al. Congenital fibrovascular pupillary membranes: clinical and histopathologic findings[J]. Ophthalmology, 2012,119(3):634−641.

[5] Mikhail M, Modabber M, Khan A. Surgical management of anterior capsular plaque associated with persistent pupillary membranes[J]. Eye (Lond), 2016,30(9):1274−1275.

[6] Fard A M, Asghari S, Pourafkari L, et al. Persistent pupillary membrane[J]. QJM, 2016,109(2):139−140.

[7] Spratt A, Blieden LS, Dubovy SR, et al. Treatment of Recalcitrant Cyclitic Neovascular Pupillary Membranes[J]. J Glaucoma, 2017,26(4):e160−e162.

14 先天性视网膜色素上皮肥厚

congenital hypertrophy of retinal pigmented epithelium, CHRPE

一、病例信息

病例　男性新生儿，出生胎龄 37^{+2} 周，出生体重 2800g，剖宫产，家族无眼病遗传史。

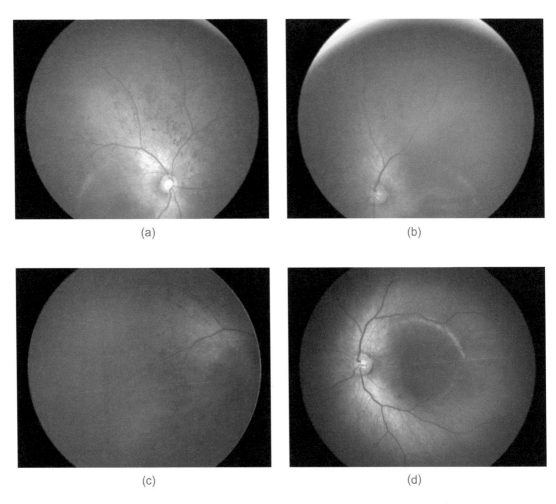

(a)

(b)

(c)

(d)

图 14-1　儿童广域数字眼底照相：双眼颞侧、上方、鼻侧可见平坦、灰黑色、类圆形病灶成簇状分布，边界清晰。因为这种色素病灶的分布与形态类似熊等兽类的足迹，又称为熊迹或兽迹样改变。

二、诊断

双眼先天性视网膜色素上皮肥厚

三、疾病简介

1. 病因

先天性视网膜色素上皮肥厚是发生在视网膜色素上皮层的良性肿瘤，可以是一个或多个边界清楚、扁平的色素沉积，可发生在视网膜的任何部位。

2. 症状

一般不影响视力，多在体检时偶然发现。

3. 体征

先天性视网膜色素上皮肥厚是一种临床上发病率较低的眼底病，可细分为以下 3 种。

（1）孤立型视网膜色素上皮肥厚：单眼发病，好发于颞上方和赤道部，常无明显症状。眼底可见单一、扁平、灰黑色的圆形病变，且边界清楚、病变内可见低色素腔隙。病灶边缘可见脱色素环，出现特征性晕轮或双重轮廓线。

（2）群集型视网膜色素上皮肥厚：又称熊迹样色素上皮肥厚，通常也无视力症状。其外观类似于熊的足迹，表现为小的、界限清楚的褐黑色病灶，常在单个象限内聚集成簇，越靠近周边部的病灶范围越大。FFA 可见与色素斑块一致的荧光遮蔽区，可伴窗样透见荧光，无荧光渗漏。

（3）不规则分布的色素斑块：大多数合并家族性腺瘤性息肉病，眼底表现为多个大小、形态、分布不一的色素性斑块，具有多样性、双侧性、遗传性，并与 Gardner 综合征、Turcot 综合征有关。

4. 鉴别诊断

（1）脉络膜色素痣：系脉络膜良性肿瘤，儿童或青少年常因体检发现，一般无自觉症状，当并发渗出性视网膜脱离或脉络膜新生血管时，可导致视力下降。眼底可见单或多个椭圆形隆起病灶，隆起不高、边缘清楚、表面光滑，颜色可因色素上皮增生或萎缩而深浅不一。

（2）脉络膜黑色素瘤：成人较常见的恶性肿瘤，为视网膜下灰黑色实性肿物，多表现为半球状或蘑菇状，较少表现为弥漫性隆起，晚期瘤体表面血管破裂可致视网膜或玻璃体积血。

5. 诊断

有经验的医师通过特征性的眼底表现，联合 FFA 等辅助检查可基本诊断。

6. 治疗

通常为良性病变，对视力基本无影响，只需定期随诊。

7. 预后

本病预后良好。

8. 本例的经验 / 教训 / 进展

无

参考文献

[1] Chen CS, Phillips KD, Grist S, et al. Congenital hypertrophy of the retinal pigment epithelium (CHRPE) in familial colorectal cancer[J]. Fam Cancer, 2006,5(4):397−404.

[2] Francis JH, Sobol EK, Greenberg M, et al. Optical Coherence Tomography Characteristics of the Choroid Underlying Congenital Hypertrophy of the Retinal Pigment Epithelium [J]. Ocul Oncol Pathol, 2020,6(4):238−243.

[3] 尹小芳, 叶祖科, 罗书科等, 先天性视网膜色素上皮肥大的研究现状 [J]. 国际眼科杂志, 2020, 20(2): 267−270.

[4] Zloto O, Moroz I, Vishnevskia-Dai V. Congenital hypertrophy of retinal pigment epithelium [J]. BMJ Case Rep, 2020,13(8):e235508.

[5] Chien JL, Sioufi K, Surakiatchanukul T, et al. Choroidal nevus: a review of prevalence, features, genetics, risks, and outcomes[J]. Curr Opin Ophthalmol, 2017,28(3):228−237.

[6] Shields CL, Dalvin LA, Ancona-Lezama D, et al. Choroidal Nevus Imaging Features in 3,806 Cases and Risk Factors for Transformation Into Melanoma in 2,355 Cases: The 2020 Taylor R. Smith and Victor T[J]. Curtin Lecture, 2019,39(10):1840−1851.

15 周边视网膜白色渗出

white lesions in the peripheral retina

一、病例信息

病例 1　2 月龄男性患儿，因"检查发现双眼视网膜病变 2 个月"就诊。

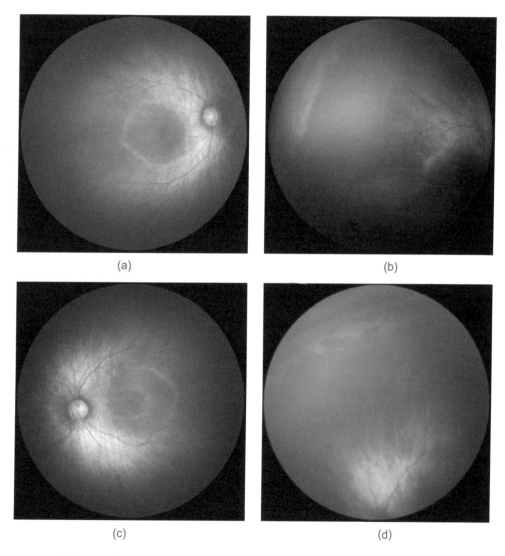

(a)

(b)

(c)

(d)

图 15-1　儿童广域数字眼底照相：双眼后极部网膜均未见异常，周边视网膜灰白色不规则形态渗出灶，边界清晰，无隆起，其上有正常视网膜血管爬过。

复查发现视网膜渗出病灶有增多变大趋势，建议其进一步完善 FFA。

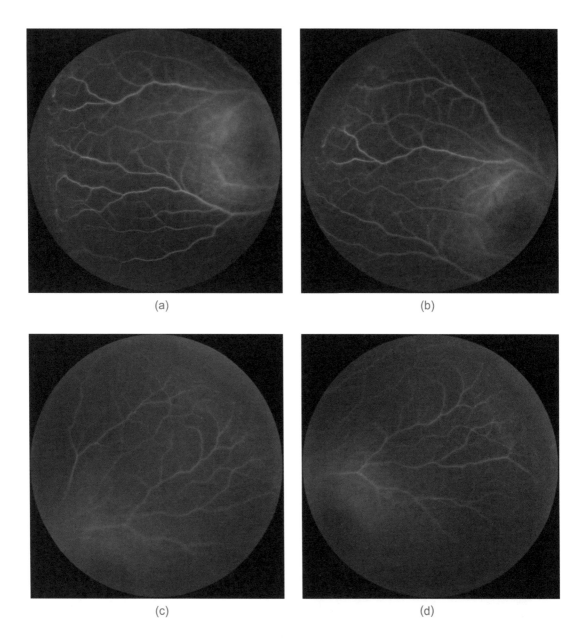

(a) (b)

(c) (d)

图 15-2　FFA：灰白色渗出灶对应部位 FFA 下可见末端血管稍迂曲、扩张，伴少许荧光渗漏。

病例 2　女性新生儿，出生胎龄 39^{+4} 周，出生体重 2650g，剖宫产，无遗传眼病家族史。出生后行常规行眼底检查。

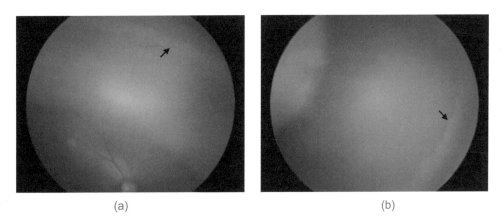

(a)　　　　　　　　　　　　　　(b)

图 15-3　儿童广域数字眼底照相：双眼周边视网膜灰白色、边界尚清的不规则形态渗出灶（图中↗所指），其上可见血管爬过，视网膜平伏。

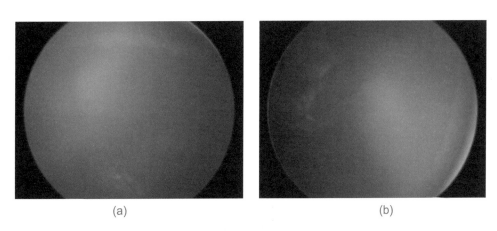

(a)　　　　　　　　　　　　　　(b)

图 15-4　儿童广域数字眼底照相：2 月龄复查基本同前。

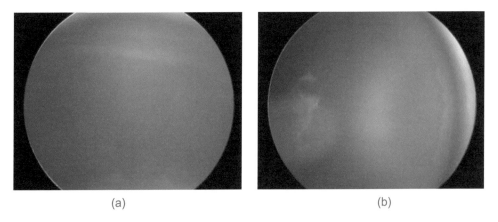

(a)　　　　　　　　　　　　　　(b)

图 15-5　儿童广域数字眼底照相：4 月龄复查基本同前。

病例 3 女性新生儿，出生胎龄 39^{+1} 周，3850g，顺产，无遗传眼病家族史。出生后行
常规眼底检查。

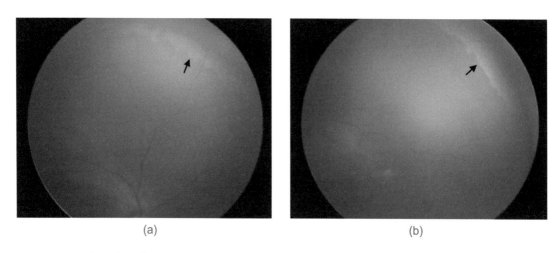

(a)　　　　　　　　　　　　　　(b)

图 15-6　儿童广域数字眼底照相：双眼周边视网膜灰白色、边界尚清的不规则形态渗出灶（图
中↗所指）。

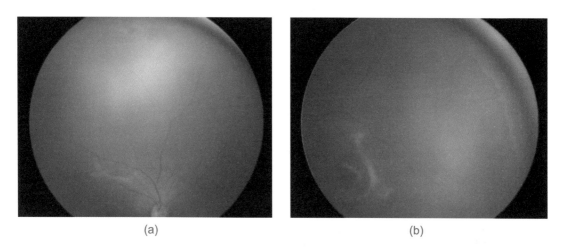

(a)　　　　　　　　　　　　　　(b)

图 15-7　儿童广域数字眼底照相：2 月龄复查，周边视网膜灰白色渗出灶较上次明显吸收。

二、诊断

病例 1：双眼周边视网膜白色渗出

病例 2：双眼周边视网膜白色渗出

病例 3：双眼周边视网膜白色渗出

三、疾病简介

婴幼儿周边视网膜白色渗出灶是新生儿眼底筛查中最常见的异常体征之一。病因目前尚不明确，有学者认为与巨细胞病毒（cytomegalovirus，CMV）感染的视网膜炎有关。巨细胞病毒是最常见的可导致人类终身感染的疱疹病毒，在人类中的患病率为55%~100%。原发性巨细胞病毒感染在免疫功能正常的宿主中通常可无症状，但在新生儿或免疫缺陷的个体中可导致比较严重甚至致命的疾病。在眼内，巨细胞病毒感染主要表现为：周边视网膜灰白色、边界不清的点簇状渗出灶，可伴有血管炎性条索状地图样渗出样改变、视网膜出血、大片视网膜坏死等表现。根据近几年的筛查数据统计，婴幼儿眼底筛查中周边视网膜渗出的发现率约5.05%，而在成年人中并未发现类似无明显诱因出现的周边视网膜渗出病灶。目前临床上暂未对这一类疾病达成共识，根据笔者经验，大部分病例观察保持稳定甚至退行，因此无需积极抗病毒处理。

参考文献

[1] Port AD, Orlin A, Kiss S, et al. Cytomegalovirus Retinitis: A Review[J]. J Ocul Pharmacol Ther, 2017,33(4):224-234.

[2] Kingkosol P, Pooprasert P, Choopong P, et al. Automated Cytomegalovirus Retinitis Screening in Fundus Images[J]. Annu Int Conf IEEE Eng Med Biol Soc, 2020,2020:1996-2002.

[3] Wren SM, Fielder AR, Bethell D, et al. Cytomegalovirus Retinitis in Infancy[J]. Eye (Lond), 2004,18(4):389-392.

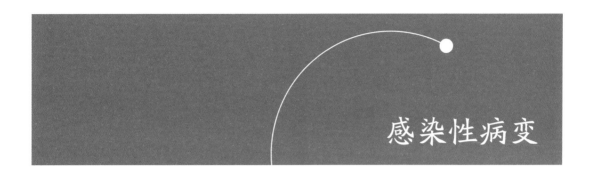

感染性病变

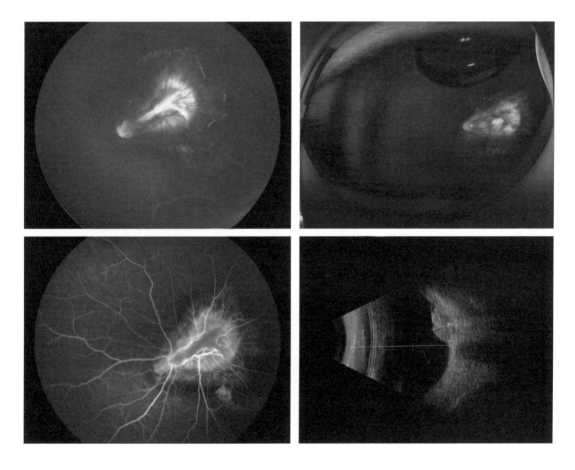

16 眼弓蛔虫病

ocular toxocariasis, OT

一、病例信息

病例 1　8 岁男性患儿，因"检查发现左眼视力下降 1 个月"就诊。

Vod 1.0，Vos CF/40cm，眼压：右眼 20 mmHg，左眼 17 mmHg。否认外伤、手术史或家族史。家中养狗，喜欢与小动物玩耍，手卫生习惯不佳。

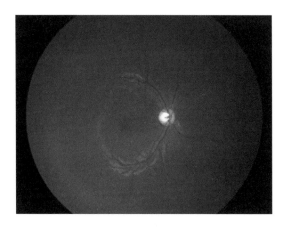

图 16-1　儿童广域数字眼底照相：右眼眼底形态基本正常。

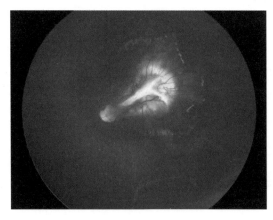

图 16-2　儿童广域数字眼底照相：左眼视盘颞上方视网膜下黄白色样病灶，其表面局部大片膜样物质增殖挛缩，牵拉黄斑区及盘斑束向颞上移位，视盘颞侧上下血管弓夹角变小，血管在增殖附近迂曲变形。视盘鼻侧血管走行变细直。

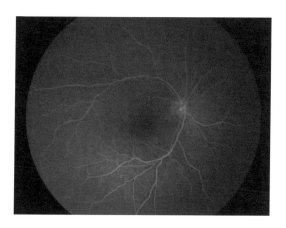

图 16-3 FFA：右眼图像未见明显异常。

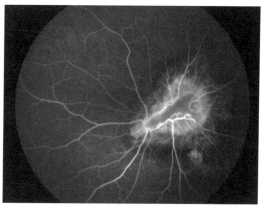

图 16-4 FFA：左眼黄斑区及盘斑束向颞上移位，视盘颞侧上下血管弓夹角变窄、距离缩小，视网膜血管在增殖膜牵拉下迂曲变形，管壁轻微毛糙、渗漏。大片增殖膜呈斑驳状高荧光，随造影时间延长荧光渗漏明显。

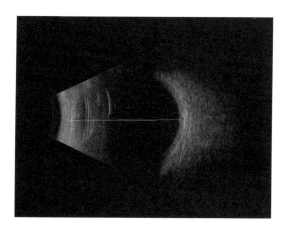

图 16-5 眼部 B 超：右眼图像未见明显异常。

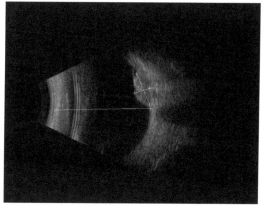

图 16-6 眼部 B 超：左眼视盘旁局部高回声隆起，大小约 20.16 mm×6.96 mm×3.34 mm。全麻下行左眼玻璃体切除、剥除视网膜前膜、气液交换、眼内曲安奈德注药术，术中送玻璃体液检测：弓蛔虫 IgG 37.6U（正常 <3U）；弓蛔虫 Goldmann-Witmer 系数：30.72（>4 阳性）。

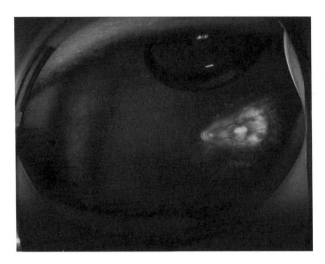

图 16-7 超广角激光扫描眼底照相：术后三周，网膜平伏，视盘黄斑前机化膜大部分已去除，病变区域血管痉缩、扭曲情况较术前减轻。

病例2 4岁男性患儿，因"发现右眼视力下降2个月"就诊。

Vod 0.02，Vos 0.5，眼压：右眼 17 mmHg，左眼 16 mmHg。右眼角膜后沉着物（－），Tyndall 征（－），玻璃体内炎细胞（±）。

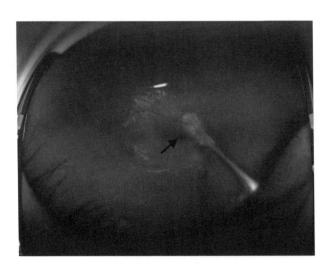

图 16-8 超广角激光扫描眼底照相：可见自视盘发出的灰白致密机化膜笔直连于鼻下方周边部的肉芽肿表面，拖曳黄斑变形成水滴形并向鼻下方异位，黄斑位于视盘下方（图中↗所指）。

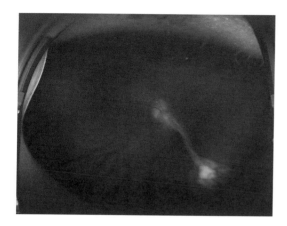 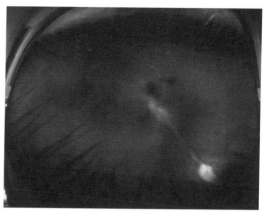

图 16-9 超广角激光扫描眼底照相：右眼玻璃体切除＋前膜剥除术后一周，可见条索表面灰白色机化膜大部分松解，条索变得松弛，周边肉芽肿处视网膜表面保留少量机化膜。

图 16-10 超广角激光扫描眼底照相：右眼玻璃体切除＋前膜剥除术后 5 个多月，由于视网膜解剖的重构条索又呈拉直的状态，但此时牵拉条索的高度降低，仅余周边肉芽肿表面孤岛样灰白色机化膜。黄斑的形态和位置较术前明显改善。

二、诊断

病例 1：左眼弓蛔虫病（后极部肉芽肿型）

病例 2：右眼弓蛔虫病（周边部肉芽肿型）

三、疾病简介

眼弓蛔虫病是一种人畜共患的寄生虫病，常由犬弓蛔虫和猫弓蛔虫感染引起，其最终宿主分别为犬类和猫类，人作为中间宿主常因与猫狗接触过程中不慎感染致病。人类感染多发生于幼儿，由于患儿无法清晰表达眼部不适，早期不易被发现，首诊时常已错过最佳的治疗窗口期，预后不佳。

1.病因

弓蛔虫病主要分为两大类，内脏幼虫移行和眼部幼虫移行。虫卵进入人体后发育为幼虫，通过肠道进入体循环，继而感染心脏、肝脏、大脑、肌肉、肺和眼睛。当感染不同脏器时为内脏幼虫移行，当迁移到眼部时为眼部幼虫移行。

2. 症状

该病早期外眼检查无异常，主要症状为视力减退、眼前黑影，甚至斜视，并发白内障时可有白瞳症。晚期可有皮下肉芽肿，呈白色圆形隆起，眼眶周缘肿胀等表现。

3. 体征

眼底检查：玻璃体炎性混浊、周边部视网膜肉芽肿伴局部玻璃体牵引、后极部肉芽肿；

B 超：球壁物隆起与玻璃体条索相连；

超声生物显微镜检查 ultrasound biomicroscopy，（UBM）：不同于特发性中间葡萄膜炎常见的大量渗出、机化，其表现为玻璃体基底部的局限性回声团块；

血清和眼内液酶联免疫吸附试验阳性是诊断眼弓蛔虫病的重要依据；

通过 Goldman-Witmer 公式计算眼内液抗体效价与血清抗体效价，结果大于 4 时，可证实眼内存在弓蛔虫感染。

4. 鉴别诊断

儿童眼部弓蛔虫感染常表现为中间葡萄膜炎改变。在儿童中，最常发生的葡萄膜炎为特发性葡萄膜炎，其次为伴发幼年性特发性关节炎、强直性脊柱炎、福格特 – 小柳 – 原田病综合征、结节病等全身疾病的葡萄膜炎。另外还需排除弓形体感染等感染性葡萄膜炎。因此，详细采集病史、系统全面的眼部检查十分重要。患儿的居住情况、生活环境，既往有无关节疼痛、肿胀、变形等病史，有无做过相关抗核抗体、类风湿因子、抗链球菌溶血素 O 试验、X 线胸片的检查等。有无口腔溃疡、皮肤红斑等病史，均有助于鉴别诊断。

5. 诊断

根据病史、典型的眼底表现，再结合血清和眼内液酶联免疫吸附试验、抗弓蛔虫抗体滴度升高可诊断本病。

6. 治疗

有研究表明，驱虫药与激素联用能提高视力，减少复发。玻璃体切除手术可用于治疗眼弓蛔虫病并发的玻璃体重度混浊、视网膜前膜和牵拉性视网膜脱离等。

7. 预后

本病重在预防，早发现、早诊断、早治疗能帮助保存更好的视力，得到更好的预后。

8. 本例的经验 / 教训 / 进展

近年来饲养猫、狗的人逐渐增多，流浪猫、狗的数量也日趋增多，农村地区卫生条件差，猫、狗管理不严，且儿童眼弓蛔虫病在我国报道较少，群众意识不强，因而需加强相关公众教育及公共卫生措施，从源头上减少眼弓蛔虫的感染率。

参考文献

[1] Besirli CG, Elner SG. Retinal vasculitis in Toxocara canis neuroretinitis[J]. J Ophthalmic Inflamm Infect, 2013,3(1):5.

[2] Maguire AM, Green WR, Michels RG, et al. Recovery of intraocular Toxocara canis by pars plana vitrectomy[J]. Ophthalmology, 1990,97(5):675−680.

[3] Wang ZJ, Zhou M, Cao WJ, et al. Evaluation of the Goldmann-Witmer coefficient in the immunological diagnosis of ocular toxocariasis[J]. Acta Trop, 2016,158:20−23.

[4] de Visser L, Rothova A, de Boer JH, et al. Diagnosis of ocular toxocariasis by establishing intraocular antibody production[J]. Am J Ophthalmol, 2008,145(2):369−374.

[5] Lim SJ, Lee SE, Kim SH, et al. Prevalence of Toxoplasma gondii and Toxocara canis among patients with uveitis[J]. Ocul Immunol Inflamm, 2014,22(5):360−366.

[6] Centers for Disease Control and Prevention (CDC). Ocular toxocariasis−United States, 2009−2010[J]. MMWR Morb Mortal Wkly Rep, 2011,60(22):734−736.

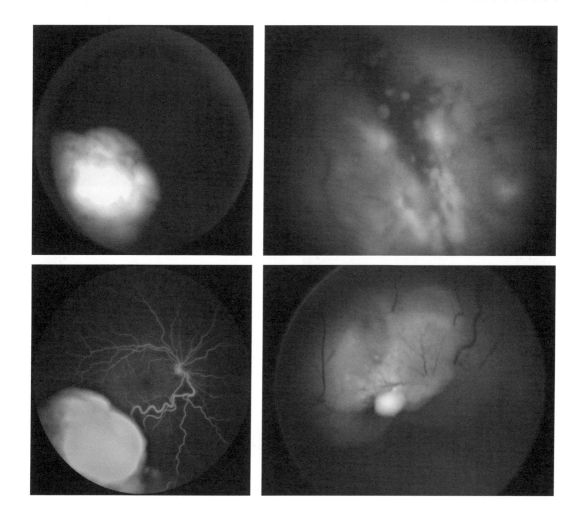

17 脉络膜血管瘤

choroidal angioma, CA

一、病例信息

病例1 2月龄男性患儿，因"眼底筛查发现左眼眼底病变2周"就诊。
出生胎龄30周，出生体重1500g。

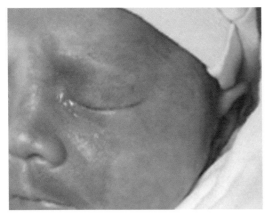

图17-1 患儿外观照：左侧颜面部沿三叉神经1、2支分布大片酒红色火焰痣样血管瘤。

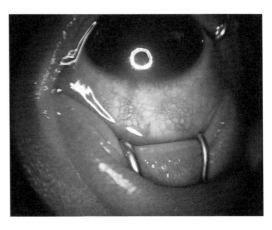

图17-2 眼前节照相：左眼浅层巩膜血管扩张、充血。

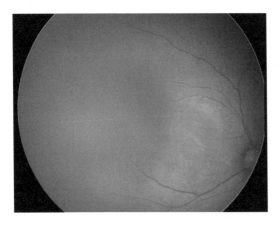

图17-3 儿童广域数字眼底照相：矫正胎龄37周，右眼未见明显异常。

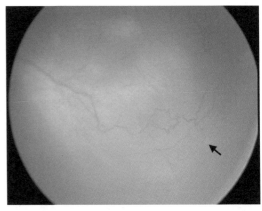

图17-4 儿童广域数字眼底照相：矫正胎龄37周，左眼早产儿视网膜Ⅱ区2期病变，颞下方嵴后血管迁曲，部分区域可见爆米花样病变（图中↗所指）。

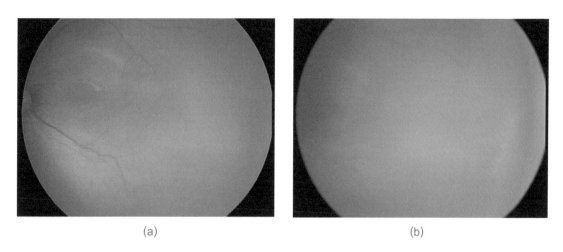

(a)　　　　　　　　(b)

图 17-5　儿童广域数字眼底照相：矫正胎龄 39 周，左眼早产儿视网膜 II 区 3 期病变，嵴上新生血管，病灶局部血管迂曲加重，屈光间质较前混浊。予左眼玻璃体内抗 VEGF 注药术。

注意此时与矫正胎龄 37 周时比较，眼底照相反光明显偏红。

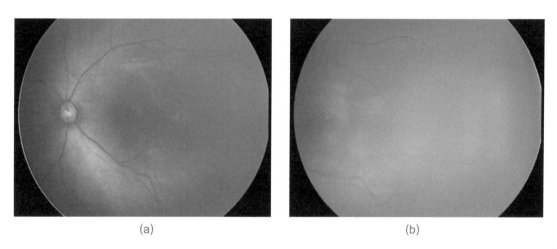

(a)　　　　　　　　(b)

图 17-6　儿童广域数字眼底照相：术后一周复查，屈光间质恢复清晰，左眼嵴上新生血管消退，嵴后血管的迂曲和扩张减轻。

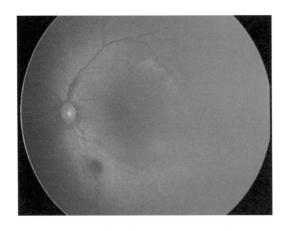

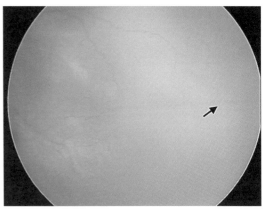

图 17-7　儿童广域数字眼底照相：术后 1 个月复查，左眼底的弥漫鲜红色改变进一步加重，呈典型番茄酱样眼底，后极部血管较上次明显迂曲，伴散在出血灶。

图 17-8　儿童广域数字眼底照相：术后 1 个月复查，左眼分界线已完全吸收，周边仍存无血管区，周边血管较上次明显迂曲。此时周边部早产儿视网膜病变病灶已完全消退，对应方向可见视网膜血管吻合（见图中↗所指）。

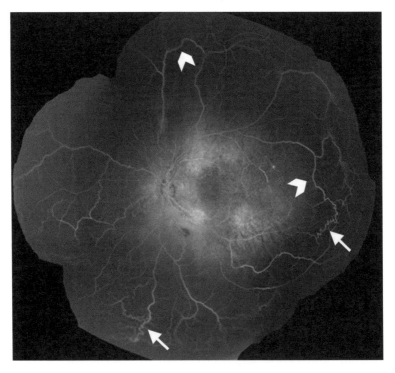

图 17-9　FFA：左眼全麻下荧光素血管造影拼图。后极部弥漫性脉络膜高荧光，伴荧光渗漏，荧光造影图上可更清晰地显示周边的多处动脉迂曲（图中↗所指）和静脉 - 静脉吻合（图中↰所指）。

病例 2 出生后常规行眼底筛查。

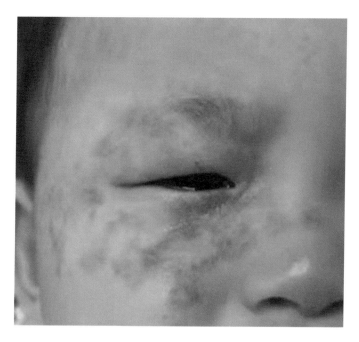

图 17-10 患儿外观照：右侧面部三叉神经分布区域可见散在毛细血管瘤，后经皮肤科激光治疗去除。

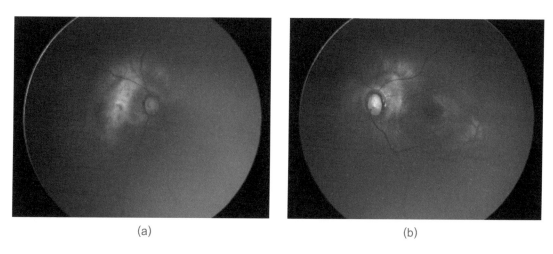

(a)　　　　　　　　　　　　　(b)

图 17-11 儿童广域数字眼底照相：双眼视盘旁橘红色扁平隆起肿物，边界较清晰，B 超未见异常声像，家长拒绝全麻下脉络膜荧光造影，该病例尚在密切观察中。

二、诊断

病例1：弥漫性脉络膜血管瘤［（Sturge-Weber 综合征）（脑面血管瘤病）］

病例2：孤立性脉络膜血管瘤

三、疾病简介

脉络膜血管瘤 (choroidal angioma, CA) 是一种先天性脉络膜血管发育异常的错构瘤，属良性肿瘤，生长较缓慢。临床上可分为两种类型：孤立性脉络膜血管瘤 (circumscribed choroidal hemangioma, CCH)，好发于后极部，病灶局限，呈橘红色圆形或卵圆形改变，常与全身疾病无关；弥漫性脉络膜血管瘤 (diffused choroidal hemangioma，DCH)，多与 Sturge-Weber 综合征相关，可伴发同侧颜面部皮肤血管瘤、脑血管瘤、继发性青光眼及视神经萎缩等改变。

1. 病因

脉络膜血管瘤为先天性血管发育畸形。

2. 症状

患者常因瘤体侵犯视盘及黄斑区而出现周边视野缩小、视物变形、视力减退等症状就诊，病变晚期可由于血管瘤渗漏出现视网膜脱离或眼内容积增加并发青光眼导致视力急剧减退。

3. 体征

眼底检查：可见橘红色隆起病灶，隐见血管，边界较清晰，可伴网膜下浆液性渗出、水肿、脱离。

FFA：早期呈多湖状高荧光，随时间推移荧光素钠进而从脉络膜血管瘤处渗漏，晚期呈现与瘤体形态一致的弥漫性高荧光；

B型超声：偶可探及实性隆起，中等回声、质地较均匀，可伴网膜隆起、脱离；

AF：斑驳簇状高荧光，于隆起处呈低荧光。

4. 鉴别诊断

（1）脉络膜黑色素瘤：B超影像上可见肿瘤呈蕈状或圆顶样生长，可见"挖空征"、"脉络膜凹陷征"。眼部彩超可显示病灶血供丰富，提示肿块恶性可能。FFA：早期由于病灶内大量黑色素沉积表现为荧光遮蔽或弱荧光，随造影时间推移荧光斑逐渐增强，形成斑驳状强弱相间的荧光；部分肿瘤内可见螺旋状增生的异常血管与正常走行的视网血管同时双显影的现象。吲哚青绿血管造影 (indocyanine green angiography，ICGA) 可全程表现为荧光遮蔽。

（2）脉络膜转移瘤：脉络膜因血流丰富常为眼内转移瘤的种植部位；其原发灶多来源于乳腺癌（女性多见）、肺癌及支气管癌（男性多见）等；超声常提示多发回声不均匀病灶，多呈半月形、宽基底，伴无回声区，多普勒提示血供较丰富；OCT 可见脉络膜及 RPE 层波浪状隆起，视网膜神经上皮层与 RPE 层间存在大量颗粒状强反射物质。

5. 诊断

可由其典型眼底病变、FFA、自发荧光检查、B 超等加以诊断。

6. 治疗

若瘤体安静、未侵及黄斑、无相关并发症时，可定期观察；若瘤体引起网膜下积液、黄斑水肿时，可采取冷凝、光凝、经瞳孔温治疗术（TTT）及光动力疗法。本病的治疗应综合考虑患者的经济情况、可能预后情况等，为患者制定具有个体化差异的方案。对于远离黄斑 1PD 以上的 CCH 病灶，首选 TTT，确保在保护黄斑的前提下，可反复多次进行以逐步实现瘤体的萎缩；对于发生在黄斑区的 CCH 病灶，首选光动力疗法，以针对性地治疗原发病灶，保护病灶周围正常的黄斑组织以保留更多的视功能；对于伴有网膜下积液、黄斑水肿时，可联合抗 VEGF 药物进行治疗。

7. 预后

虽然脉络膜血管瘤较为罕见，但却是眼科的难治性疾病。由于病灶常发生在后极部，治疗过程中往往容易误伤视神经、黄斑区的正常组织，导致操作难度系数增加、治疗方法选择受限，治疗效果往往不佳。

8. 本例的经验 / 教训 / 进展

在病例 1 中，我们因 ROP 的筛查意外记录了 Sturge-Weber 综合征中眼底弥漫性脉络膜血管瘤及早期进展的全过程，说明至少部分此类病变可能在出生后早期进展变化，需密切观察眼压等变化；同时也生动地说明了新生儿眼底筛查在记录和观察先天性和出生后早期获得性疾病中的重要意义。

18 视网膜母细胞瘤

retinoblastoma, RB

一、病例信息

病例1 2岁男性患儿，因"发现右眼瞳孔区白色反光2周"就诊。

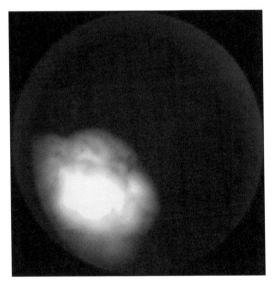

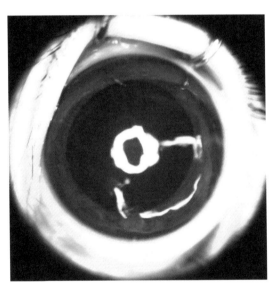

图 18-1 儿童广域数字眼底照相：右眼颞下方周边部视网膜黄白色实性肿物，凸向玻璃体腔，表面可见丰富的不规则血管生长。

图 18-2 眼前节照相：左眼前节未见异常。

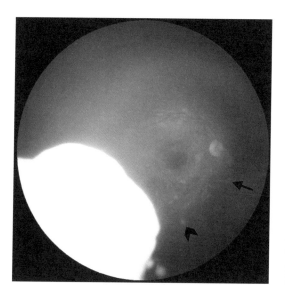

图 18-3　儿童广域数字眼底照相：右眼颞下方可见黄白色肿物突出遮挡部分视野，颞下见迁曲、扩张视网膜滋养动脉（图中↗所指），自视盘发出连接至肿物，明显迁曲；玻璃体腔内播散种植数个黄白色细小病灶（图中➴所指），边界欠清。

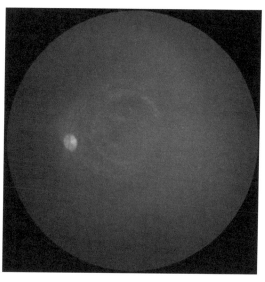

图 18-4　儿童广域数字眼底照相：左眼无明显异常。

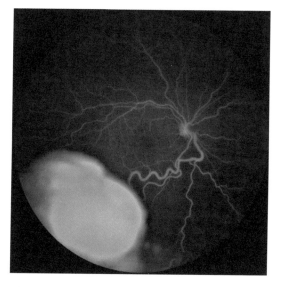

图 18-5　FFA：右眼颞下方肿物造影早期即呈现高荧光，扩张迁曲的滋养血管走行及形态在荧光造影图上显示更为清晰。

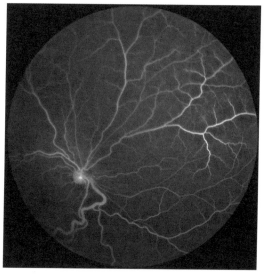

图 18-6　FFA：右眼鼻上中周部部分血管荧光素渗漏。

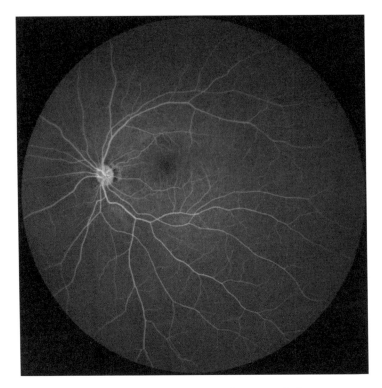

图 18-7　FFA：左眼荧光图未见明显异常。

病例2　1岁男性患儿，出生胎龄40周，出生体重3850g，剖宫产，家族无眼病遗传史。
　　　　1岁在社区医院行屈光筛查未测出结果，1岁4月龄屈光筛查仍未通过，来医院
　　　　诊断为"视网膜母细胞瘤"。目前已行介入治疗。

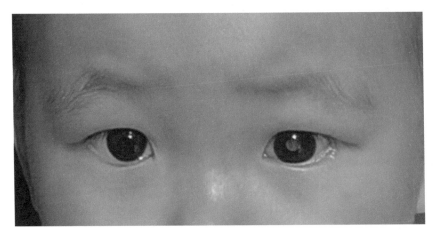

图 18-8　左眼瞳孔区可见灰白色反光（白瞳症），左眼轻度内斜。

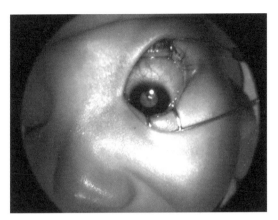

图 18-9 儿童广域数字眼底照相镜头拍摄的眼外照相：左眼白瞳症。

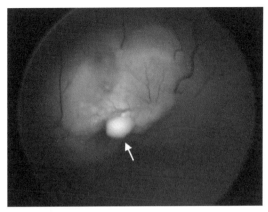

图 18-10 儿童广域数字眼底照相：右眼上方巨大视网膜黄白色实性肿物，表面丰富血管分布，局部可见肿瘤突破视网膜表面，呈绒球样进入玻璃体腔（图中↗所指）。

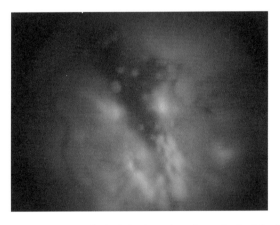

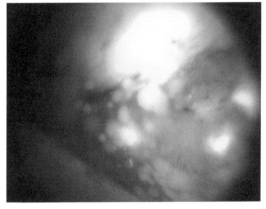

图 18-11 儿童广域数字眼底照相：左眼下方玻璃体腔被黄白色实性肿物完全占据，肿物表面可见丰富血管及小片状出血，玻璃体腔内大量粉尘状、绒球状肿瘤细胞播散种植。

病例3 3岁女性患儿，因"发现右眼眼球突出半年"就诊。
半年前先后就诊三家基层卫生机构未获诊断。

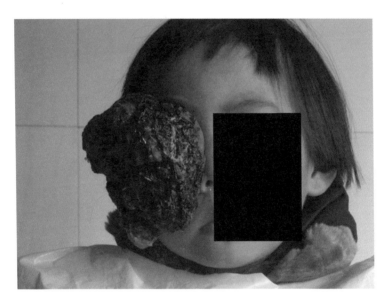

图18-12 患儿眼部外观：患儿右眼可见巨大瘤体突出、脱垂于面部，瘤体表面组织坏死渗液，伴有恶臭。同侧耳前淋巴结明显肿大。

二、诊断

病例1：右眼视网膜母细胞瘤（右D期）

病例2：双眼视网膜母细胞瘤（右D期，左E期）

病例3：右眼视网膜母细胞瘤（眼外期）

三、疾病简介

视网膜母细胞瘤是儿童最常见的眼内恶性肿瘤，占全部儿童期癌症的4%。可单眼或双眼患病，散发或家族性。这种肿瘤出现在幼儿时期，常发生在1岁前。据统计，全世界每年有大约7200例视网膜母细胞瘤患儿，分布于亚洲（不包括日本）（4027）、非洲（1792）、拉丁美洲和加勒比海（622）、欧洲（414）、北美洲（258）、日本（59）和大洋洲（21）等。

1. 病因

视网膜母细胞瘤在人口出生中的发生率大约为1/15000。双眼患病儿童通常在12个月时确诊，单眼患病儿童大约在18个月时确诊。无种族或性别差异。2/3为单眼发病，1/3为双眼发病。

视网膜母细胞瘤由位于 13q14 染色体的视网膜母细胞瘤基因突变引起。双眼和家族性视网膜母细胞瘤来源于视网膜母细胞瘤基因胚系突变,单眼发病通常是体细胞突变的结果,但是在 15% 的病例中也可能是胚系突变的结果。胚系突变的视网膜母细胞瘤倾向于双眼或多灶性,可能与全身第二恶性肿瘤相关,如松果体母细胞瘤和远端癌症。视网膜母细胞瘤患者的一小部分呈现 13q 综合征,出现在 13 号染色体的突变,特征包括小头畸形、鼻梁宽平、眼距过宽、小眼、内眦赘皮、上睑下垂、小颌畸形、短颈、低位耳、面部不对称、肛门与生殖器畸形、手指和脚趾发育不良、智力发育迟缓。

2. 症状

视网膜母细胞瘤大多数表现为无痛性白瞳症或斜视形成,经常由照护人(父母或祖父母)在日常生活中或拍照时发现来就诊。

继发性青光眼引起的疼痛占儿童患者来诊主诉的 17%,很少有儿童以主诉视力损失来诊。

3. 体征

眼前节典型性特征表现为白瞳症(图 18-13)。这一体征实际上是一种光学现象,并非视网膜母细胞瘤的独有表现。首诊时表现偶尔可能为青光眼期眼球增大,或以自发或伴随轻微外伤的前房和 / 或玻璃体出血来诊。

眼底检查发现视网膜母细胞瘤是视网膜内的黄白色固体肿物,在视网膜内、视网膜下(外生型)、玻璃体(内生型)以及扁平部(弥散型)表现不同的生长类型。小的肿物在视网膜内伴有轻微的动脉和静脉扩张。随着肿瘤的扩大,血管扩张并轻微迂曲。肿块内会形成钙化。随后会形成视网膜下液、视网膜下种植及玻璃体腔种植。种植偶尔会延伸到前房,产生肿瘤假性积脓。晚期肿瘤由于瘤体持续增大会出现眼压升高等青光眼相关表现,瘤体表面新生血管破裂出血会出现玻璃体积血,最终肿瘤沿视神经向外蔓延。

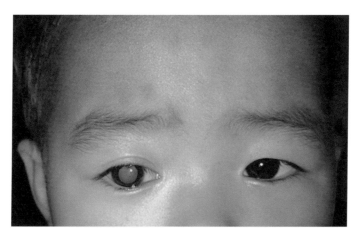

图 18-13　白瞳症患儿在黑暗处用闪光灯可拍摄出瞳孔区典型的"猫眼样"反光。

4. 鉴别诊断

（1）视网膜母细胞瘤导致视网膜脱离类似于：

Coats 病

永存原始玻璃体增生症（永存胚胎血管）

弓蛔虫病

视网膜星形细胞错构瘤（见图 18-14）

视网膜星形细胞瘤

视网膜和 RPE 联合错构瘤

视网膜脱离

家族性渗出性玻璃体视网膜病变

早产儿视网膜病变

色素失禁症

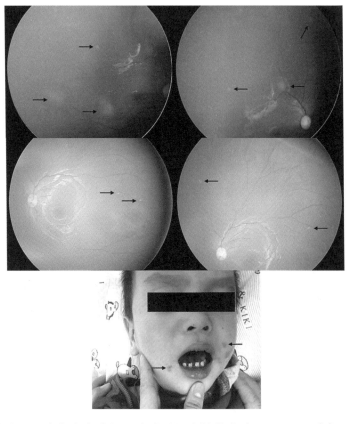

图 18-14　结节性硬化病患者中的视网膜星形细胞错构瘤（Bourneville 病）。4 岁患儿以"双眼视网膜母细胞瘤"转诊。患儿伴智力发育迟缓、癫痫。神经内科已确诊为结节性硬化病。双眼 retcam 可见双眼多灶性大小不一的灰白色病灶，患儿面部多发皮肤病损，牙齿稀疏，齿缘楔形缺损。

（2）视网膜母细胞瘤导致的玻璃体播散类似于：

感染性眼内炎

葡萄膜炎

玻璃体积血

白血病浸润

从临床的出现频率来说，需与视网膜母细胞瘤鉴别诊断的疾病见表 18-1。最常见的需鉴别的白瞳症病因有永存胚胎血管、Coats 病、玻璃体积血、弓蛔虫病、家族性渗出性玻璃体视网膜病变等。

表 18-1

604 例患者出现类似视网膜母细胞瘤（假性视网膜母细胞瘤）的病变		
假性视网膜母细胞瘤诊断	年中位数，年平均数（范围）	总患者数量 /%，n=60
永存胚胎血管	6,4（0.2~30）	244（40）
视网膜毛细血管扩张症	2,1（0.1~24）	158（26）
玻璃体积血	1,1（0.5~8）	27（5）
弓蛔虫病	8,8（1~18）	22（4）
家族性渗出性玻璃体视网膜病变	7,7（0.6~16）	18（3）
孔源性视网膜脱离	5,1（0.5~24）	18（3）
眼组织缺损	3,1（0.3~11）	17（3）
星形错构瘤	3,1（0.3~11）	I5（2）
联合错构瘤	4,2（0.5~16)	15（2）
内源性眼内炎	5,5（0.2~11）	10（2）
有髓神经纤维	4,4（0.5~11）	9（1）
先天性白内障	3,1（0.2~12）	9（1）
周围葡萄膜视网膜炎	3,2（0.5~6）	7（1）
早产儿视网膜病变	2,2（0.8~7）	7（1）
非孔源性视网膜脱离	1,1（0.6~4）	5（1）
髓上皮瘤	4,4（2~5）	4（<1）
X 连锁遗传性视网膜劈裂症	2,1（0.6~7）	4（<1）
玻璃体视网膜簇	3,1（0.6~8）	3（<1）
色素失禁症	4,4（2~6）	2（<1）
幼年黄色肉芽肿	1,1（0.7~0.8）	2（<1）
诺里氏病	1,1（0.7~0.8）	2（<1）

续表

假性视网膜母细胞瘤诊断	年中位数，年平均数（范围）	总患者数量 /%，n=60
血管增生性肿瘤	10,10（3~17）	2（<1）
脉络膜骨瘤	3	1（<1）
牵牛花视盘异常	1	1（<1）
视网膜毛细血管瘤	16	1（<1）
晶状体后纤维化	2	1（<1）
弓形体病	1	1（<1）

数据改编自 Shields CL,Schoenberg E,Kocher K,et al.Lesions simulating retinoblastoma (pseudoretinoblastoma) in 604 cases: results based on age at presentation [J]. Ophthalmology,2013,120(2):311-316.

5. 诊断

视网膜母细胞瘤经由有经验的检查者用间接检眼镜检查后确诊。必要时应在麻醉下检查并详细分析每只眼的情况，以便确诊和制定治疗方案。

在超声中,视网膜母细胞瘤的典型表现为伴有光斑状强回声影(钙化斑)的圆顶状肿块。

FFA 显示瘤体内部丰富的血流。

如患儿能配合检查，OCT 扫描有助于显示较小的瘤体和微量视网膜下液。

CT 可证实肿块内的钙化，但是多数临床医师更偏向于 MRI 而不是 CT,因为 MRI 没有辐射暴露，且 MRI 可更好地用于眼眶和大脑的成像，评估视神经的侵入和松果体母细胞瘤，能显示眼内肿块增强。

应该尽可能地避免针吸活检。

患眼可按视网膜母细胞瘤的国际标准分类：

A 期：视网膜母细胞瘤 ≤ 3mm。

B 期：视网膜母细胞瘤 > 3mm，或者位于黄斑，或者伴有透明的视网膜下液。

C 期：视网膜母细胞瘤向玻璃体或视网膜下的播种 ≤ 3mm。

D 期：视网膜母细胞瘤向玻璃体或视网膜下的播种 > 3mm。

E 期：广泛的视网膜母细胞瘤填充眼球 > 50% 或者有玻璃体积血或者虹膜新生血管。

6. 治疗

视网膜母细胞瘤的处理决策极为复杂，取决于多方面因素，包括肿物的体积、是否累及黄斑、玻璃体或视网膜下播种、肿物与周围组织的关系（包括视盘、脉络膜、虹膜、巩膜和眼眶）、患者的年龄和健康状况、家族成员的意愿等。激光光凝术、冷冻疗法、温热疗法和敷贴放疗对于某些有条件的视网膜母细胞瘤的治疗是至关重要的。眼球摘除术、静脉内化学减容术、动脉内化学疗法、外部放疗用于严重的视网膜母细胞瘤。外部放射通常作为最后的治疗选择，因其有多种不良反应，对于胚系突变儿童来说有诱发癌症的危险。

晚期患儿可应用眼球摘除术，尤其是单眼肿物。术后眼球应该送病理学检查，评估风险。

全身静脉内化学减容术应用于双眼病例，伴有多发肿瘤和播种者。A、B、C 期超过 90% 的化学减容术取得成功，D 期大约 50% 成功。E 期眼经常被摘除。

动脉内化学疗法可以作为一线疗法用于视网膜母细胞瘤，以及其他方法治疗失败后。依据我们的初步经验，C、D 期视网膜母细胞瘤 100% 得到控制，E 期有 33% 得到控制。A、B 期视网膜母细胞瘤目前极少使用动脉内化学疗法，因为存在潜在危险，如脑血管意外和眼动脉阻塞。

在少数病例中，视网膜母细胞瘤可自行退化，临床特征为肿瘤在没有治疗干预的情况下完全消除。偶尔会导致眼球痨。

7. 预后

视网膜母细胞瘤是高度恶性肿瘤，若不治疗则几乎 100% 死亡。在欧美等发达国家，大多数儿童在有高危表现之前就被发现，因此可获得较好的预后——生存率可达 95% 以上，其中很大部分（A、B、C 期及一部分 D 期）可保眼，甚至保有一部分视力。世界范围内有关视网膜母细胞瘤的流行病学分析显示，该病死亡率与国家的医疗和经济发展水平相关。

组织病理学因素提示了疾病的转移风险，高危因素包括视神经侵入到筛板后、大量的脉络膜侵入超过 3mm、巩膜侵入、眼眶侵入和前房侵入。某些视网膜母细胞瘤眼球摘除后会有高危因素表现，如筛板后视神经侵入或广泛的葡萄膜侵入超过 3mm，有这些表现的患者需要接受额外的化学治疗。

遗传性视网膜母细胞瘤患儿（生殖细胞突变）在他们整个生命过程中都有较高的罹患其他原发恶性肿瘤（第二恶性肿瘤）的风险。这些肿瘤包括颅内松果体母细胞瘤、长骨的骨源性肉瘤、软组织的肉瘤。超过 30 岁时，30% 的患者存在这种风险，体外放射会增加放射区域的风险。因此视网膜母细胞瘤的患儿，特别是生殖细胞突变者应终身随访，其后代也应进行相关的产前咨询和筛查。

8. 本例的经验 / 教训 / 进展

视网膜母细胞瘤的早期诊断对改善本病的视力及生存预后至关重要。目前视网膜母细胞瘤的治疗有了重大进展，生存率及保眼率均较几十年前有较大改善，治疗方法多样，应鼓励患儿父母，不应轻易放弃治疗。对已有视网膜母细胞瘤家族史或已生育视网膜母细胞瘤患儿的家长应进行产前咨询和出生后尽早进行眼底筛查。

参考文献

[1] Dimaras H, Corson TW. Retinoblastoma, the visible CNS tumor: A review[J]. J Neurosci Res, 2019,97(1):29−44.

[2] Fabian ID, Onadim Z, Karaa E, et al. The management of retinoblastoma[J]. Oncogene, 2018,37(12):1551−1560.

[3] Ancona-Lezama D, Dalvin LA, Shields CL. Modern treatment of retinoblastoma: A 2020 review[J]. Indian J Ophthalmol, 2020,68(11):2356−2365.

[4] Soliman SE, Racher H, Zhang C, et al. Genetics and Molecular Diagnostics in Retinoblastoma—An Update[J]. Asia Pac J Ophthalmol (Phila), 2017,6(2):197−207.

[5] AlAli A, Kletke S, Gallie B, et al. Retinoblastoma for Pediatric Ophthalmologists[J]. Asia Pac J Ophthalmol (Phila), 2018,7(3):160−168.

[6] Kaewkhaw R, Rojanaporn D. Retinoblastoma: Etiology, Modeling, and Treatment [J]. Cancers (Basel), 2020,12(8):2304.

[7] TNM8: The updated TNM classification for retinoblastoma[J]. Community Eye Health, 2018,31(101):34.

[8] Amram AL, Rico G, Kim JW, et al. Vitreous Seeds in Retinoblastoma: Clinicopathologic Classification and Correlation[J]. Ophthalmology, 2017,124(10):1540−1547.

英文缩写简表

A，albinism，白化病

AF，autofluorescence，自发荧光

AP–ROP，aggressive posterior retinopathy of prematurity，急进性早产儿视网膜病变

C，coloboma，眼组织缺损

CCH，circumscribed choroidal hemangioma，孤立性脉络膜血管瘤

CF，counting fingers，指数（视力）

CA，choroidal angioma，脉络膜血管瘤

CHRPE，congenital hypertrophy of retinal pigmented epithelium，先天性视网膜色素上皮肥厚

CMV，cytomegalovirus，巨细胞病毒

CNV，choroidal neovascularization，脉络膜新生血管

CRAO，central retinal artery occlusion，视网膜中央动脉阻塞

DCH，diffused choroidal hemangioma，弥漫性脉络膜血管瘤

ERG，electroretinogram，视网膜电图

F，fovea centrails，中央凹

FEVR，familial exudative vitreoretinopathy，家族性渗出性玻璃体视网膜病变

FFA，fluorescein fundus angiography，荧光素眼底血管造影

ICGA，indocyanine green angiography，吲哚青绿血管造影

ICROP3，international classification of retinopathy of prematurity, third edition，早产儿视网膜病变国际分类第三版

IGF–1，insulin–like growth factor–1，胰岛素样生长因子 –1

IMEM，idiopathic macular epiretinal membrane，特发性黄斑前膜

MGS，morning glory syndrome，牵牛花综合征

MNF，myelinated nerve fiber，有髓神经纤维

NAION，non-arteritic anterior ischemic optic neuropathy，非动脉炎性前部缺血性视神经病变

NICU，neonatal intensive care unit，新生儿重症监护室

OA，ocular albinism，眼白化病

OCA，oculocutaneous albinism，眼皮肤白化病

OCT，optical coherence tomography，光学相干断层扫描

OD，optic disc，视盘

ODD，optic disc drusen，视盘玻璃膜疣

OT，ocular toxocariasis，眼弓蛔虫病

PFV，persistent fetal vasculature，永存胚胎血管

PPM，persistent pupillary membrane，瞳孔残膜

RB，retinoblastoma，视网膜母细胞瘤

RH，retinal hemorrhage，视网膜出血

RNFL，retinal nerve fiber layer，视网膜神经纤维层

ROP，retinopathy of prematurity，早产儿视网膜病变

RPE，retinal pigment epithelium，视网膜色素上皮

UBM，ultrasound biomicroscopy，超声活体显微镜

VEGF，vascular endothelial growth factor，血管内皮生长因子

VEP，visual evoked potential，视觉诱发电位

XLRS，X-linked retinoschisis，X连锁视网膜劈裂症

图书在版编目（CIP）数据

儿童眼底筛查典型病例图解 / 李芸，胡婕主编. — 长沙 ：湖南科学技术出版社，2021.9（2024.4 重印）
ISBN 978-7-5710-1243-4

Ⅰ．①儿… Ⅱ．①李… ②胡… Ⅲ．①小儿疾病－眼病－诊断－图谱 Ⅳ．①R779.704-64

中国版本图书馆 CIP 数据核字(2021)第 198295 号

儿童眼底筛查典型病例图解

主　　编：李　芸　胡　婕
出 版 人：潘晓山
责任编辑：吴　嘉　兰　晓
出版发行：湖南科学技术出版社
社　　址：长沙市芙蓉中路一段 416 号泊富国际金融中心
网　　址：http://www.hnstp.com
湖南科学技术出版社天猫旗舰店网址：
　　　　　http://hnkjcbs.tmall.com
邮购联系：本社直销科 0731-84375808
印　　刷：长沙超峰印刷有限公司
　　　　　（印装质量问题请直接与本厂联系）
厂　　址：宁乡市金州新区泉洲北路 100 号
邮　　编：410600
版　　次：2021 年 9 月第 1 版
印　　次：2024 年 4 月第 2 次印刷
开　　本：787mm×1092mm　1/16
印　　张：10.75
字　　数：235 千字
书　　号：ISBN 978-7-5710-1243-4
定　　价：128.00 元